DE L'IMPORTATION

DE LA

FIÈVRE JAUNE

EN EUROPE.

DE L'IMPORTATION
DE LA
FIÈVRE JAUNE
EN EUROPE,

ET

DE LA POSSIBILITÉ DE SON DÉVELOPPEMENT

PAR 48°, 25′, 14″ DE LATITUDE BORÉALE.

MÉMOIRE

Qui établit, sur des faits authentiques, le danger des relations avec les Antilles, et l'incertitude de quelques théories médicales.

Par Evariste Bertulus,

Chirurgien de la Marine Royale, Membre de la Legion d'Honneur.

Ars medica tota in observationibus.

Hipp. Aph.

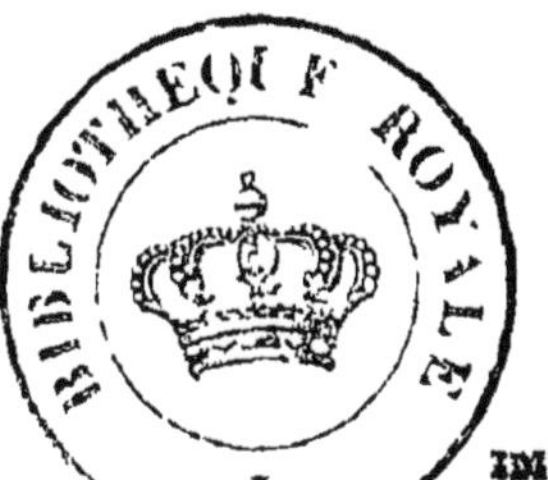

TOULON.

IMPRIMERIE D'EUGÈNE AUREL.

1840.

A

Monsieur le Commandant

et à

MESSIEURS LES OFFICIERS

Composant l'État-Major de la Corvette

LA CARAVANE.

Pendant l'Expédition du Mexique.

Comme un Témoignage de profonde estime et d'inaltérable Dévouement.

E. BERTULUS.

DE L'IMPORTATION

DE LA

FIÈVRE JAUNE

EN EUROPE,

Et de la possibilité de son développement par 48° 25' 14" de latitude Nord.

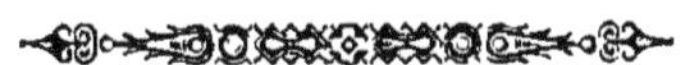

Deux années viennent de s'écouler pendant lesquelles la fièvre jaune est redevenue l'objet d'une attention sérieuse; son apparition subite aux Antilles françaises, après une longue absence, le caractère particulier qu'elle y a revêtu, enfin les ravages affreux qu'elle a exercés à bord de quelques bâtiments employés au blocus de *Vera-Cruz*, ont excité à un haut degré la sollicitude et les recherches des médecins de la marine royale. Soumis aux exigences d'une profession avantureuse qui les conduit fréquemment sur les côtes empestées des Antilles et du Mexique, ils ont dû sentir la nécessité d'étudier attentivement une maladie dont le seul nom jette l'épouvante et la démoralisation parmi les équipages européens. Les efforts de ces courageux praticiens n'ont pas été perdus pour la science; plusieurs mémoires, riches en documens, rédigés avec un soin remarquable, sont venus s'ajouter aux écrits nombreux que nous possédions déjà sur la fièvre jaune; et, l'on ne saurait nier que la symptomatologie et la thérapeutique de ce typhus n'aient fait, dans ces derniers temps, d'incontestables progrès.

Mais, il faut en convenir aussi, des résultats si flatteurs pour les médecins, si consolants pour l'humanité, n'empêchent pas de reconnaître que l'histoire de la fièvre jaune laisse encore beaucoup à desirer, et que ses points les plus importants ceux qui se rattachent à l'hygiène publique, sont encore plongés dans une obscurité profonde ou soumis à des théories dont l'incertitude se révèle à chaque pas. C'est ainsi que la possibilité de l'importation de cette maladie dans nos climats, a suscité des discussions qui ont longtemps occupé le monde médical; cette importation a été admise par les uns, niée par les autres, et aujourd'hui même que l'opinion des derniers paraît prévaloir, il s'en faut beaucoup qu'un médecin consciencieux considère comme irrévocablement jugée une question dont il mesure la haute importance. N'est-il pas étrange en effet qu'on refuse à la fièvre jaune la faculté de voyager, qu'on accorde pourtant à la peste, au choléra, au typhus, maladies qui ont avec le fléau des Antilles de nombreux points de rapprochement, et qui paraissent tenir en particulier à l'action de causes analogues. L'appréciation d'une théorie si défectueuse peut tout au plus conduire au doute, et ce doute est justifié par une foule de faits qui tendent à établir la possibilité de l'importation de la fièvre jaune, et qui tous ou presque tous ont un caractère authentique. On sait en effet que des épidémies de fièvre jaune qui avaient pris naissance aux Antilles, ont achevé leurs périodes dans certains lazarets d'Europe, et tout le monde a été frappé de la singulière prédilection qu'a toujours affecté la même maladie pour les grandes places maritimes de l'Espagne que des rapports commerciaux importants lient avec les Antilles. C'est à *Barcelone, Malaga, Gibraltar, Cadix,* qu'elle a fait d'effrayantes apparitions, tandis qu'elle a respecté une foule d'autres points du littoral méditerranéen qui réunissent bien mieux les conditions favorables à son développement. Une forte chaleur atmosphérique unie à un foyer d'infection maritime ne saurait suffire à la production spontanée de la fièvre jaune; et s'il en était ainsi ce fait aurait été observé depuis longtemps à Toulon, cette ville que protègent des montagnes arides éprouve pendant l'été des chaleurs accablantes, et le thermomètre de Réaumur y marque souvent à l'ombre 25°; la darse, qu'une ouverture étroite fait communiquer avec la rade, et dont les eaux ne se renouvellent qu'avec peine, peut être comparée sans exagération à un marais infect, qui reçoit en effet toutes les immondices de la ville, et dégage incessamment des vapeurs délétères. Le curage d'une portion de cette darse, opéré à différentes reprises et pendant la saison des chaleurs, n'a jamais déterminé l'apparition de la fièvre jaune, mais bien celle du typhus nosocomial qui sévit particulièrement sur les forçats employés aux travaux. L'existence des causes morbifiques les plus fâcheuses ne suffit donc pas pour faire naître spontanément la fièvre jaune à Toulon, et l'on se demande pourquoi le contraire a eu lieu pour Barcelone dont le port, largement ouvert, reçoit avec facilité la houle du large, qui vient imprimer a ses eaux un mouvement salutaire de ventilation. Cette dernière particularité me frappa lorsque je visitai Barcelone en 1837 et j'y cherchai vainement les traces de ce foyer d'infection qu'on avait présenté comme la cause première de l'épidémie qui l'a désolé. Il me paraît hors de doute que ce foyer d'infection n'a jamais existé ailleurs que dans les écrits de quelques médecins, et qu'on peut dire hardiment que le port de Barcelonne, placé dans les conditions hygiéniques les plus heureuses ne renferme aucune cause susceptible d'y faire éclore spontanément la fièvre jaune. Il en est de même du port de Gibraltar, et je vais rapporter à l'appui de cette assertion quelques lignes que j'ai extraites d'un mémoire intitulé : *Réflexions sur la maladie qui a régné à Gibraltar en* 1828.

« Si la fièvre jaune s'était développée sponta-

« nément à Gibraltar, dit l'auteur du mémoire cité, « pourquoi ne se serait-elle pas manifestée en « même temps dans les villes du voisinage, telles « que : Estépona et Marbella, à l'E.; Algésiras, « Tarifa, à l'O.; qui, outre leur proximité de « Gibraltar sont comme cette ville placées sur « le bord de la mer et soumises aux mêmes « conditions atmosphériques. Les infectionistes « ne pourraient expliquer ce fait qu'en objec- « tant qu'il existe à Gibraltar des causes d'infec- « tion qui ne se rencontrent pas dans les villes « qui l'avoisinent; on observe précisément tout le « contraire : les rues de Tarifa, par exemple, la « plupart étroites et mal pavées, sont encombrées « d'immondices de toute espèce. Un canal qui « se rend à la mer où il ne se débouche que dif- « ficilement, traverse la ville dans toute son « étendue ; ce canal ou plutôt ce cloaque, abou- « tissant de tous les égouts de la ville, et dont « les bords sont toujours couverts d'animaux en « putréfaction, exhale en tout temps, mais sur- « tout pendant l'été, une odeur qui suffoque les « passants et incommode la population entière. « En un mot, Tarifa est peut-être la ville la plus « infecte du monde, et pourtant, chose tout-à-

« fait inexplicable, la fièvre jaune l'a tou-
« jours respectée. La raison de cette immu-
« nité est simple pour les partisans de l'impor-
« tation, Tarifa n'ayant pas comme Cadix et Gi-
« braltar des relations avec l'Amérique. J'ajou-
« terai au sujet de Cadix que semblable à Gi-
« braltar sous le rapport de son élévation au-
« dessus du niveau de la mer, elle est encore
« plus ventilée, aucune aire de vent ne lui étant
« interceptée et que cette circonstance, sans
« doute bien favorable, n'a pas empêché qu'elle
« fut affligé de la fièvre jaune tout aussi fréquem-
« ment que Gibraltar. Au reste, personne n'i-
« gnore que la fièvre jaune a fait d'assez fré-
« quents ravages sur toute la côte méridionale
« de la Péninsule, tandis que sur la côte sep-
« tentrionale de l'Afrique qui lui est en regard
« et où l'on trouve même sol, mêmes produc-
« tions, même constitution atmosphérique, elle
« ne s'est jamais montrée. Ce fait, sans qu'il soit
« besoin de le dire, milite en faveur de l'ori-
« gine exotique de toutes les épidémies de la
« Péninsule. On sent en effet qu'on ne saurait
« l'expliquer qu'en se rappelant que la côte es-
« pagnole a des relations avec l'Amérique, tandis

« que la côte africaine n'en a pas. » Ainsi la possibilité du développement spontané de la fièvre jaune à Barcelonne, Gibraltar, Cadix , etc., n'est rien moins qu'établie ; peut-être même que les épidémies qui ont successivement désolé ces villes pourraient être regardées comme l'argument le plus favorable au système de l'importation. Ce serait en vain qu'on objecterait qu'il a toujours été difficile et même impossible d'arriver à la source des bruits qui attribuaient à l'équipage de certains vaisseaux l'apparition de la maladie. Si ces faits sont restés dans le doute, a-t-on acquis plus de certitude sur ceux qui ont été présentés en faveur du développement spontané, et s'il faut adopter une hypothése, n'est-il pas raisonnable de préférer celle dont les conséquences en cas d'erreur , ne compromettraient pas gravement la salubrité publique.

En même temps qu'on se dispute sur la possibilité de l'importation de la fièvre jaune en Europe, on s'accorde à admettre que son miasme spécifique a invariablement besoin pour agir d'une chaleur atmosphérique de 20° à 25° Réaumur, que l'abaissement de la température ralentit la marche de cette maladie, la rend moins rebelle aux moyens curatifs et finit même par l'éteindre complètement; enfin que ce dernier fait a toujours lieu à bord des bâtiments, qui partis des Antilles avec la fièvre jaune, font immédiatement route pour le Nord. Une triste expérience m'a démontré le peu de valeur de ces prétendus axiomes, et m'a forcé à regretter en même temps qu'on n'ait pas attaché plus d'importance à divers faits qu'ont signalés mes confrères de la marine. Ces faits que les bornes de ce mémoire ne me permettent pas de réunir ici, sont en grande partie consignés dans le travail de M. Kerandren sur la fièvre jaune, ils prouvent jusqu'à l'évidence que ce typhus peut se passer du concours de la chaleur et continuer à sévir avec des symptômes redoutables sous une température infiniment plus basse que celle assignée par les auteurs. Les chirurgiens de la marine qui ont fait comme moi la campagne du Mexique, peuvent se rappeler que des cas de fièvre jaune sporadique ont eu lieu à Saint-Jean-d'Ulloa pendant la saison dite des nords, (novembre, decembre, janvier 1838) par une température qui n'excédait pas 14° du thermomètre de Réaumur, et descendait fort souvent au-dessous. La nature de la maladie à laquelle succombaient nos soldats aurait pu paraître douteuse si le vomissement noir n'avait toujours précédé l'issue funeste, et décélé la fièvre jaune. Au reste, aux Antilles on est loin de s'exagérer l'influence de la chaleur sur la production de cette maladie, et M. Moreau de Jonnès dit à ce sujet dans son mémoire intitulé : *Tableau du Climat des Antilles* : « Si l'on en « croyait une opinion qui semble avoir pris quel- « que consistance dans l'Europe savante, l'abais- « sement de la température des Antilles au-dessous « du 24° de Réaumur depuis le solstice d'hiver « jusqu'à l'équinoxe du printemps, exclurait « toute possibilité de la production spontanée de « la fièvre jaune. En attribuant cette terrible ma- « ladie à l'excès de la chaleur, le médecin Davidson « a cru pouvoir assigner ce terme comme celui « où commencent la malignité et la contagion ; « mais malheureusement cette opinion est con- « jecturale comme la plus grande partie de ce qui « a été écrit jusqu'à ce jour sur cet important « sujet. A la Martinique j'ai vu la fièvre jaune écla- « ter spontanément et prendre un caractère épi- « démique et contagieux, lorsqu'au mois de jan- « vier 1008, par un froid extraordinaire, le

« thermomètre ne variait dans ses termes les plus « distants que de 22° au 16 1|2. »

Dès l'instant qu'on avait admis que le plus puissant auxiliaire des miasmes était la chaleur, et que les épidémies de fièvre jaune diminuaient progressivement d'intensité à mesure qu'on s'élevait dans le nord; il était naturel de chercher à déterminer aussi le point de l'émisphère boréal que ces épidémies ne pouvaient franchir. On établit donc comme axiome que le 46° de latitude boréale était une borne insurmontable, et au-delà de laquelle il était impossible de constater les signes pathognomoniques de la fièvre jaune. Rien n'était moins fondé que cette assertion, que démentaient formellement les faits qui avaient eu lieu à Brest pendant l'automne de 1802. A cette époque, en effet, six vaisseaux de ligne provenant des Antilles mouillèrent sur la rade de Tréberon, et eurent encore pendant leur quarantaine 42 cas de fièvre jaune que constatèrent des praticiens expérimentés. M. Keraudren, qui signale ce fait important, observe que la maladie présenta moins d'intensité, qu'elle eût une marche plus lente qu'entre les Tropiques, mais qu'elle n'en fut pas moins meurtrière, puisque sur 42 malades 23 succombèrent. Il termine en faisant bien remarquer que les degrés de latitude, et surtout de température nécessaires à la production de la fièvre jaune ne paraissent pas invariablement fixés, et qu'il importe beaucoup de continuer à prendre des précautions pour que les provenances des Antilles n'allument pas un foyer de contagion au milieu de nos places maritimes de l'ouest. Il est assez probable, en effet, que les 42 malades dont j'ai parlé, admis sur-le-champ à la libre pratique et transportés à l'hôpital de Brest, y auraient développé une épidémie dangereuse qui n'aurait pas tardé à envahir la ville elle-même. Le danger eut été plus certain encore si quelques-uns de ces matelots avaient été atteints dans leurs familles qui habitent presque toutes Recouvrance; ce faubourg où existent les causes morbifiques les plus puissantes est séparé de Brest par un canal resserré; quiconque l'a visité a du être frappé de la saleté extrême de ses rues, de la vétusté de ses maisons, séjour favori de la fièvre typhoïde, et dans lesquelles est entassée une population exhubérante et misérable. Croit-on que la fièvre jaune eut dédaigné un théâtre si digne d'elle, et révoque-t-on en doute les ravages qu'elle y eut exercés. Pour moi j'ai la conviction intime que le contraire aurait eu lieu et que les habitants de Brest auraient payé bien cherement l'imprudence de l'autorité. Ainsi que je l'ai donné à entendre le typhus est endémique à Recouvrance, et y prend à certaines époques de l'année une extension plus grande; or, il faut bien convenir que les causes qui entretiennent le typhus dans une localité, y favoriseraient le développement de la fièvre jaune si cette dernière maladie y était importée.

Le fait authentique que je viens de rapporter et les réflexions qu'il a suggérées à M. Keraudren passèrent inaperçus, ils ne jetèrent aucun doute sur la certitude d'une théorie dont les conséquences sont très graves puisque c'est par elle que l'on repousse toute idée d'importation de fièvre jaune en Europe. On continua donc à croire et à professer qu'il était impossible que cette maladie franchit la barrière qui lui a été assignee, et put prendre naissance là où le thermomètre de Réaumur ne marque pas de 20° à 25°. Vainement des cas de fièvre jaune furent-ils signalés à différentes reprises au-delà du 46° de latitude nord (1); ils ne furent pas pris en considération soit qu'ils ne fussent pas assez nombreux pour fixer l'attentention du monde savant, soit que l'absence des symptômes dit *pathognomoniques* inspirat quelques soupçons. Faisons aussi la part de cet esprit de despotisme scientifique hélas bien déplorable, qui porte à défendre avec opiniâtreté une opinion qu'on a émise et au règne de laquelle l'amour-propre est attaché. Ce cas n'est que trop commun, et l'expérience de ce qu'on a vu et observé à ses risques et périls, ne met pas toujours à l'abri d'une incrédulité vraiment choquante puisqu'elle ne tend rien moins qu'à nous faire douter du témoignage de nos propres sens. Un praticien distingué de la capitale dont je voulais avoir l'opinion sur la possibilité de l'importation de la fièvre jaune en Europe, me déclara sans autre préambule qu'il n'avait jamais cru à

(1) Ces cas sont presque tous signalés dans les nombreuses thèses sur la fièvre jaune soutenues dans les facultés par les chirurgiens de la marine.

celle de Barcelonne. Cette réponse me parut étrange, j'avais lu , à mon retour des Antilles, l'ouvrage de MM. Bally et Pariset, et après avoir comparé attentivement les observations de ces médecins avec les miennes, il ne m'avait plus été possible de douter de l'identité de la maladie de Barcelonne avec la fièvre jaune américaine. Cette dernière est décrite avec une vérité frappante dans l'ouvrage que je viens de citer et que je regarde comme une monographie précieuse qui seulement un peu vieilli sous le rapport thérapeutique. Il m'eut aplani de nombreuses difficultés si je l'avais eu à ma disposition pendant mon séjour aux Antilles; je le recommande d'une manière tout-à-fait spéciale à ceux de mes collègues qui iront dans ces îles pour la première fois, convaincu qu'il leur sera d'un grand secours. Je dois ajouter ici qu'on ne tarde pas à se convaincre lorsqu'on arrive sur les lieux, que les descriptions de la fièvre jaune consignées dans quelques traités de pathologie et en particulier dans certains dictionnaires, s'éloignent toutes plus ou moins de la vérité. Les praticiens venus récemment d'Europe reconnaissent en face du fléau l'insuffisance de leurs lectures, et choisissent le parti le plus sage, celui d'observer attentivement et de mettre de côté les connaissances théoriques pour ne s'en rapporter qu'à leur propre expérience.

Bien que les épidémies de Barcelone, Gibraltar, Cadix, prouvent que les relations avec les Antilles n'ont jamais été exemptes de danger; il est permis de faire remarquer que la question de la possibilité de l'importation de la fièvre jaune en Europe, a acquis aujourd'hui une importance qu'elle n'avait pas autrefois, que les communications se faisaient par des bâtiments à voiles. Ces communications rencontraient en effet de nombreux obstacles, et les traversées des Antilles étaient tellement longues que les épidémies, parcourant leurs phases au milieu de l'Océan Atlantique, y épuisaient leur fureur et manquaient rarement de s'éteindre avant l'arrivée du vaisseau.

Ce dernier fait a été observé si souvent, qu'on a fini par en induire que la fièvre jaune ne pouvait exister sous nos latitudes; il ne faisait néanmoins que rendre palpable la vérité de ce principe: *les epidémies s'arrêtent nécessairement lorsqu'elles ont parcouru leurs périodes et que les habitants d'une localité lui ont tous payé leur tribut.* Quoiqu'il en soit : l'espèce de garantie qu'on pouvait fonder jadis sur la longueur ordinaire des voyages s'évanouit maintenant que la navigation à vapeur et les chemins de fer, résultats merveilleux de l'industrie humaine, ont en même temps diminué les distances et multiplié les relations entre les peuples. On sent facilement que ces inventions qui assurent à l'Europe civilisée un avenir de richesse et de prospérité commerciale peuvent aussi devenir la source d'affreuses calamités ; déjà Marseille a failli payer bien cher son rapprochement avec l'Asie, et personne n'ignore que des cas de peste se sont développés au lazaret de cette ville à bord du stéamer le *Léonidas* la veille de son admission à la libre pratique, que la maladie fut restée en incubation un jour de plus, et l'état sanitaire d'une ville populeuse était gravement compromis. Le même danger qui nous menace ainsi pour la peste ; existera pour la fièvre jaune si le projet des bateaux à vapeur transatlantiques se réalise. Les traversées des Antilles seront alors très courtes et l'importation de la fièvre jaune dans nos climats trouvera d'autant moins d'obstacles, que les idées qu'on a cru devoir adopter en France, sur le mode de propagation de cette maladie sont de nature à inspirer la plus facheuse sécurité, et tendent à amener la suppression des quarantaines. Si ces dernières entravent considérablement le commerce elles n'en sont pas moins la seule garantie offerte à la salubrité publique. Habitants des ports de mer pourrions-nous ne pas convenir de cette vérité, lorsque nous voyons s'éteindre si souvent dans nos lazarets la peste, le choléra et la fièvre jaune. La suppression totale des quarantaines sera une véritable héresie, tant qu'il n'aura pas été possible d'établir d'une manière positive si les maladies que je viens de citer peuvent, ou non, se communiquer par voie de contagion : pour moi j'ai observé la fièvre jaune sur une grande échelle, dans diverses localités, et je dois avouer que l'expérience ne m'a rien appris de certain sur la grave question que je viens de rappeler. Dans une pareille situation d'esprit, il convient je crois d'être très circonspect, aussi me bornerais-je à raconter ce que j'ai vu, laissant chacun libre d'apprécier les faits, de les juger, d'asseoir enfin son opinion en dehors de toute influence.

Chirurgien-major de la corvette de l'état la *Caravane* pendant les années 1838 et 1839, j'ai fait face à bord de ce bâtiment à une cruelle épidémie de fièvre jaune dont j'ai failli être victime moi-même (1). Dérobant quelques instants à mes nombreux malades et à mes propres souffrances, je recueillis un assez grand nombre d'observations que je réunis ensuite à mon arrivée à Brest, avec l'intention de les livrer à la publicité; mais les exigences continuelles du service, un embarquement non interrompu depuis mon retour des Antilles, et mille autres circonstances indépendantes de ma volonté m'ont empêché jusqu'ici de réaliser ce projet, et me forcent encore à l'ajourner indéfiniment. Je ne crois pas néanmoins pouvoir me dispenser de publier une relation médicale succincte des événements dont la *Caravane* a été le théâtre parce

---

(1) J'ai été atteint de la fièvre jaune dans la nuit du 20 au 21 mai 1839. La maladie se déclara chez moi avec violence, mais elle se termina favorablement vers la fin du 3e jour, je quittai mon lit le 10e épuisé par la grande quantité de sang que j'avais perdu (100 onces). Pendant ma maladie mes devoirs de service furent remplis avec courage et calme par M. Walter, mon 2e chirurgien qui a été du très petit nombre de ceux qui ont échappé à la fièvre jaune. J'ai vivement regretté que le gouvernement n'ait pas prêté plus d'attention à la belle conduite de ce jeune homme, qui est destiné à devenir un médecin distingué.

qu'ils intéressent à un haut degré l'hygiène publique, et qu'ils méritent de fixer l'attention de l'autorité. On en conviendra sans peine lorsque on saura qu'à bord de ce bâtiment la fièvre jaune, donnant un démenti formel aux théories admises, n'a tenu aucun compte de l'absence de la chaleur, et a continué à sévir épidémiquement, à se montrer escortée de ses symptômes pathognomoniques, à la hauteur de Terre-Neuve par une température très basse. Franchissant avec la corvette le 46° de latitude boréale, cette terrible maladie n'a cessé ses ravages qu'au lazaret de Brest où elle a encore frappé sept hommes, et où sa présence a été constatée par une commission médicale dont je rapporterai le procès-verbal. Ces faits il faut en convenir ont donc une importance qui justifie l'empressement que je mets à les signaler, et je ne crains pas d'avancer que leur appréciation consciencieuse nous conduira aux conclusions suivantes :

1° La fièvre jaune peut dépasser 46° de latitude N. et se développer par 48° 25' 14".

2° Une chaleur atmosphérique de 20° à 25° réaumuriens peut être utile mais non indispensable au développement de cette maladie puisqu'elle a régné épidémiquement à bord de la *Caravane* par une température de 10°, et qu'elle est allée jusqu'au vomissement noir.

3° La fièvre jaune peut apparaître partout où son miasme spécifique existe et est absorbé.

4° L'absorption de ce miasme est essentiellement aidée par l'humidité de l'atmosphère, quelque soit d'ailleurs l'état thermométrique de cette dernière.

5° L'importation de la fièvre jaune en Europe est possible, et s'il est vrai que cette maladie se propage par voie d'infection, que les sujets qui en sont atteint sont le véritable foyer d'où s'élèvent les miasmes, il serait d'une haute imprudence d'introduire de pareils malades dans les hôpitaux d'une ville maritime. Il est donc indispensable de retenir en quarantaine les bâtimens qui proviennent des Antilles, et la longueur de cette quarantaine doit être en raison inverse de la longueur de la traversée.

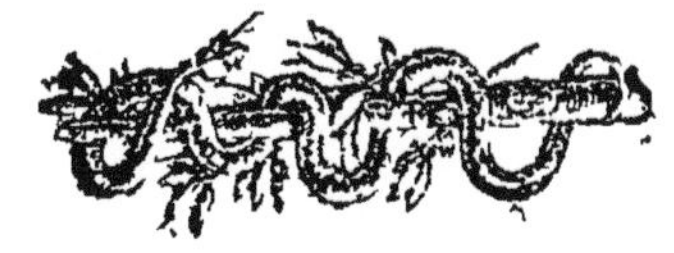

RELATION MÉDICALE

DE L'ÉPIDÉMIE

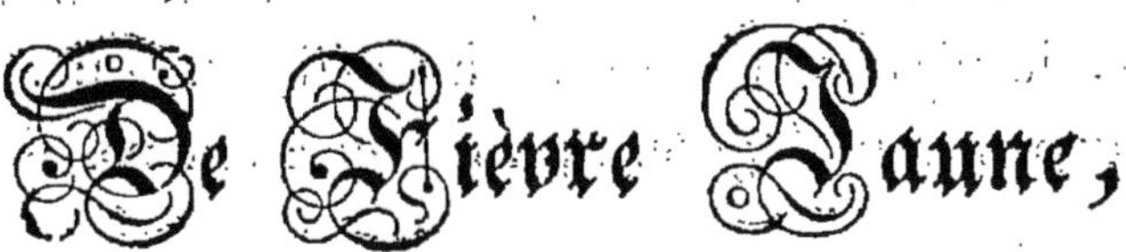

Qui a sévi à bord de la corvette la Caravane pendant les mois d'avril, mai et juin 1839.

HISTORIQUE.

La corvette la *Caravane*, était à l'ancre depuis trois mois devant Saint-Jean-d'Ulloa, lorsque l'amiral Baudin lui donna l'ordre de se rendre à la Martinique et d'y embarquer 400 soldats, qu'il destinait à l'occupation de *Vera-Cruz*. La *Caravane* était équipée de 142 hommes, armée de 26 canons et du port de 800 tonneaux. Sa batterie spacieuse et bien aérée, son entrepont large et percé de hublots, réunissaient tous les élémens de salubrité désirable. Pendant son séjour au Méxique, l'état sanitaire de l'équipage avait été parfait, et bien que des cas de fièvre jaune se fussent développés sur la garnison d'Ulloa, je n'avais eu a traiter à bord, que quelques indispositions légères qui ne méritent pas d'être notées.

Nous partîmes donc le 15 février 1839, emportant avec nous les blessés de l'escadre, et après les avoir déposés à la Havane, nous fîmes route pour Fort Royal (Martinique) ou nous jètâmes l'ancre le 2 avril. Cette ville était dans la situation la plus déplorable; un tremblement de terre l'avait presque anéantie, et la fièvre jaune y exerçait d'affreux ravages. Elle ne respectait aucun âge, aucun tempérament; les créoles eux-mêmes paraissaient avoir perdu leur immunité, et on citait, avec étonnement, des mulâtres et même des noirs qui avaient succombé avec les symptômes pathognomoniques de cette maladie. La garnison composée de soldats généralement adonnés aux liqueurs spiritueuses (1), lui payait un

(1) La faiblesse de l'appétit et la lenteur avec laquelle

large tribut, et la division navale qu'elle avait long-temps respectée, manifestait des inquiétudes que justifiait l'apparition de quelques cas graves à bord de certains bâtimens. Les hôpitaux de la colonie étaient tellement encombrés, qu'il fallut garder ces malades à bord et cette circonstance eût de fâcheux résultats. La maladie se propagea, tous mes collègues en furent successivement atteints, deux d'entr'eux succombèrent victimes de leur dévouement, et je fus bientôt le seul médecin de la division dont la santé se maintint intacte. Je fus donc à même de faire quelques observations, et d'étudier avec soin les caractères de l'épidémie régnante.

J'avais espéré à mon arrivée à la Martinique (1), que le gouverneur de cette île prenant en considération l'état sanitaire des troupes, ne regarde-

---

s'exercent les fonctions digestives sont cause que l'on use habituellement entre les Tropiques d'aliments épicés, et il faut dire que ce n'est qu'avec peine qu'on parvient à éviter cette tendance à une alimentation de haut goût. L'usage immodéré du rhum et du tafia est aussi une source frequente de maladie; ce dernier est regardé justement comme le poison des matelots et des soldats qui en abusent toujours à cause de son bas prix.

(1) M. le contre-amiral de Moges.

rait pas comme opportun l'embarquement projeté. Mais il n'en fut pas ainsi ; nous reçûmes au contraire l'ordre de nous ravitailler le plus promptement possible et de remplir la mission qui nous avait été confiée. Je crus devoir faire quelques observations au chef du service médical, à qui je supposais un peu d'influence sur l'autorité locale, mais je me trompais encore sous ce rapport. Le médecin en chef du Fort Royal était un praticien recommandable, mais faible et indolent comme un créole, il n'osa pas prendre à cœur les intérêts de notre malheureux équipage, j'eus même beaucoup de peine à obtenir qu'on me laissa mon second chirurgien, que le gouverneur voulait débarquer pour l'attacher au service colonial. Les préparatifs du fatal embarquement continuèrent donc au plus fort de l'épidémie, et je compris dès ce moment, que l'avenir nous réservait d'affreux malheurs. Impuissant à les prévenir, je me résignai à les attendre, et à leur faire face avec courage. Au reste, pendant tout le temps que dura notre séjour à Fort Royal, l'état sanitaire de l'équipage fut excellent; des chaleurs de 22°, des fatigues extraordinaires endurées au soleil ou à la pluie, ne suffirent pas pour développer un seul cas de fièvre jaune, et j'ai la conviction intime que nous aurions complètement échappé à ce fléau, sans l'acte de haute imprudence dont l'autorité se rendit coupable, en entassant dans une localité évidemment trop restreinte, des soldats qui se trouvaient depuis quelque temps sous le coup d'une dangereuse épidémie. Un mouvement de troupes opéré en pareille circonstance, était en opposition complète avec les préceptes de l'hygiène et compromettait gravement l'avenir de l'équipage.

Le 14 avril, nous embarquâmes deux compagnies provenant de la garnison du Fort Royal, les soldats qui les composaient avaient eu en grande partie la fièvre jaune, et portaient encore sur leur physionnomie, les traces de cette terrible affection. Sortis des hôpitaux la veille ou le jour même de l'embarquement, ils exhalaient cette odeur infecte et caractéristique qui fait reconnaître à distance un malade ou un convalescent de la fièvre jaune. C'étaient de véritables cadavres ambulans au teint jaune, au visage maigri par la souffrance, qu'on envoyait au Mexique soutenir l'honneur du pavillon national. Après avoir embarqué ces deux compagnies, nous mîmes à la voile pour la Guadeloupe, où nous en embarquâmes deux autres, dont l'état sanitaire était plus satisfaisant; elles ne fournirent en effet qu'un petit nombre de malades pendant l'épidémie qui parut s'acharner de préférence sur les infortunés soldats de la Martinique et sur les matelots. Avant d'aller plus loin, jetons un coup-d'œil rapide sur l'intérieur de la *Caravane*, dont l'équipage se trouvait porté tout-à-coup à 542 hommes, faisons connaître en même temps les précautions qui furent prises pour obvier autant que possible, aux fâcheux effets de l'encombrement.

La batterie étant la partie la plus aérée du bâtiment, on l'assigna aux soldats, et pour qu'ils y fussent moins entassés, on les divisa en escouades, qui montèrent sur le pont à tour de rôle et firent le quart avec les matelots. Ces derniers furent logés dans l'entre-pont, dont on laissa les hublots ouverts toutes les fois que le temps le permit, et ou l'air était d'ailleurs mis en mouvement par des ventilateurs placés à demeure. Tous les matins à un signal convenu, les soldats étaient obligés de monter sur le pont et d'abandonner la batterie, dont on faisait immédiatement la propreté. On l'arrosait avec une solution de chlorure de chaux et lorsqu'elle était parfaitement sèche, on y laissait redescendre les soldats. Quant à l'entre-pont on se bornait toujours à le briquer à sec et à y dégager du chlore. La même mesure avait lieu pour la cale, partie du bâtiment que je surveillais d'une manière spéciale; au reste il serait difficile de se faire une juste idée de l'état d'encombrement de la *Caravane*, de l'odeur infecte qui s'élevait de ses panneaux, de la chaleur étouffante qu'on y ressentait. Tout ce que je pourrais dire à ce sujet serait au dessous de la réalité, aussi me bornerai-je à observer briévement, que la corvette était un séjour aussi sale et aussi dégoutant, qu'il était dangereux pour les individus qui l'habitaient.

Dès notre départ de la Martinique, l'hôpital du bord avait été encombré de malades atteints de fièvres intermittentes, qui avaient une grande tendance à devenir pernicieuses. Ces malades guérirent cependant tous, et je commençais a espérer que la fièvre jaune nous épargnerait, lorsque le 17 avril, au moment même ou nous venions d'appareiller de la Guadeloupe pour Véra-Cruz, le nommé Bichet, soldat à la 1re compagnie du 2e régiment de marine, tomba malade.

Il succomba le quatrième jour et je reconnus sur-le champ la fièvre jaune, que je venais d'observer tout récemment à Fort Royal (voir à la fin du mémoire, l'observation n. 1).

Le 21, jour de la mort de Bichet, M. Giraud, commis d'administration de la corvette, est appelé à faire l'inventaire du sac de cet homme et se frappe de l'idée qu'il vient d'y puiser le germe de la maladie; il en est en effet atteint le 24 et meurt le 28. La fièvre jaune suivit chez lui une marche insidieuse qui influa beaucoup sur son diagnostic, mais la suffusion ictérique qui se manifesta au moment même de la mort, n'aurait laissé aucun doute, alors même que l'autopsie cadavérique que j'avais demandé à faire, ne serait pas venue donner des preuves incontestables de l'existence de la fièvre jaune à bord de notre bâtiment. Voici ce que j'observai assisté de MM. de Cuers, lieutenant de vaisseau et Walter, second chirurgien.

Habitude extérieure. — Rigidité cadavérique, suffusion ictérique générale très intense, ecchymoses pétechies.

Tête. — Injection considérable du système vasculaire cérébral, épaississement manifeste de l'arachnoïde, qui offre plusieurs plaques vertes vers la convexnité du cerveau, épanchement séreux dans les ventricules.

Thorax. — Injection sanguine considérable des poumons.

Abdomen. — Foie très volumineux décoloré (jaune pale), engorgement considérable de la vésicule du fiel qui est pleine de bile jaune; muqueuse gastrique parsemée de larges plaques brunes, l'intestin grèle offre la même particularité. La vessie ramassée sur elle-même ne présente aucune trace d'inflammation.

Le 26, deux mousses qui avaient soigné M. Giraud, furent frappés par la maladie, en même temps qu'un soldat, nommé Laye; ce dernier offrit l'ictère, le vomissement noir et mourut le troisième jour. Dès ce moment il ne fut plus possible de s'abuser sur le danger de notre position, il devenait hors de doute que nous étions sous le coup d'une épidémie commençante, à laquelle le concours d'une foule de conditions fâcheuses, devait donner une grande intensité. La chaleur devenait chaque jour plus forte, le séjour du bâtiment de plus en plus malsain, et nous envisagions avec effroi que 380 lieues environ nous séparaient encore de Véra-Cruz. Nous étions donc en proie à de vives inquiétudes, lorsqu'une frégate anglaise, le *Rover*, que nous rencontrâmes à la hauteur de Cuba, nous apprit la solution des affaires du Mexique et l'évacuation de Saint-Jean-d'Ulloa par nos troupes. Celles que nous transportions n'étaient donc plus nécessaires, et cette circonstance autorisa notre commandant a relâcher à la Havanne, ou nous arrivâmes le 6 mai.

Depuis notre départ de la Guadeloupe, nous n'avions eu que onze hommes atteints de fièvre jaune confirmée, cette proportion n'était pas énorme pour un équipage de 542 hommes, et je me flattai qu'il était peut-être encore temps d'arrêter le mal à sa source, à l'aide d'une mesure énergique. En matière d'hygiène l'initiative m'appartenait, j'écrivis donc au commandant de la corvette, une lettre dont je rapporterai ici un seul passage, qui prouve combien je me trouvais encore, à cette époque, sous l'influence des théories que je juge si défavorablement aujourd'hui.

« La fièvre jaune règne à bord de notre bâtiment dont la relache forcée à la Havâne doit être regardée comme une circonstance aggravante, il est à craindre en effet que les causes morbifiques en permanence dans ce port mal sain, prêtent une nouvelle énergie à celles qui existent déjà à bord, et parmi lesquelles il faut ranger en première ligne l'entassement des hommes, et le renouvellement imparfait de l'air. Disséminer les masses, les éparpiller, sur une grande surface, voila le seul moyen sur lequel on peut compter pour arrêter un typhus. L'hygiène nous l'indique et c'est parce que je suis convaincu de son efficacité, que j'ai l'honneur de vous exposer commandant qu'il est urgent pour éteindre la fièvre jaune à bord de la *Caravane*, *de débarquer nos passagers et de gagner ensuite le nord sous le plus bref délai.* »

Mes observations furent bien accueillies par notre commandant, officier aussi humain qu'éclairé, mais la grande responsabilité qui pesait sur lui dans ces tristes circonstances (1) lui fit désirer qu'une commission médicale statuât officiellement sur la position du bâtiment. Je me réunis donc à deux de mes collègues qui se trouvaient sur rade, MM. Regnaud et Friot, et nous dressâmes ensemble un rapport qui n'était que la deuxième

(1) Le commandant aurait dû à la rigueur attendre à la Havane l'arrivée de l'amiral Baudin dont il dépendait directement et qui seul pouvait l'autoriser à retourner en France.

édition de ma lettre : nous insistions surtout, sur le prompt départ pour le nord et sur le débarquement des passagers. Cette dernière mesure ne put recevoir son exécution que quelques jours après, et dans cet intervalle, d'autres cas de fièvre jaune se développèrent à bord ou il était évident que cette maladie devenait de jour en jour plus grave (voir l'observation n. 2).

M. Mollien, consul de France à la Havane, étant parvenu, non sans peine, à fréter un grand bâtiment américain (*Majestic*) (1), nous y envoyâmes 280 soldats qui furent confiés aux soins de M. Ségard, chirurgien de 3e classe, qu'on pourvut de tout ce qui lui était nécessaire en instrumens et médicamens. Nous gardâmes les 120 passagers qui restaient, et il fut décidé que nous prendrions la mer assitôt que l'assainissement de la corvette serait terminé. On y procéda de la manière suivante : les ponts et les murailles du bâtiment furent lavés soigneusement à l'eau chlorurée, les dernières furent ensuite

(1) Ce bâtiment a opéré son retour à Brest sans avoir eu un seul malade. Ce fait n'a rien qui étonne; tous les soldats qu'il transportait avaient payé leur tribut à la fièvre jaune pendant leur séjour aux colonies.

blanchies à la chaux à plusieurs couches. La prudence voulait qu'on ne remuat pas la câle, je me bornai à y installer des manches à vent et des appareils guytoniens. Je fis laver à terre, les objets de literie qui avaient servi aux malades, et ceux-ci furent envoyés chez M. Bellot, médecin français établi à Cuba, avec lequel j'avais eu des rapports scientifiques très profitables. Les variations atmosphériques étant très fréquentes à la Havane, je m'entendis avec le commandant et avec le lieutenant, pour que la tenue de nos matelots fut modifiée d'une manière convenable. Les officiers, chefs de quart, reçurent l'ordre d'empêcher les hommes de se coucher la nuit sur le pont (1) et de les tenir constamment en action, je pensais qu'ils seraient ainsi moins accessibles aux causes de la fièvre jaune. En résumé, trois ou quatre

---

(1) C'est particulièrement pendant la nuit qu'a lieu l'introduction des miasmes dans l'économie qu'ils trouvent sans doute mieux disposée à subir leur action. Il est probable qu'ils sont alors singulièrement aidés par l'humidité de l'atmosphère et qu'ils subissent une sorte de condensation qui rend leur action plus énergique et plus certaine. Malheur à l'imprudent qui se laisse aller au sommeil en plein air dans un pays où règne la fièvre jaune ; cet oubli, des règles de l'hygiène a bientôt de déplorables résultats.

jours suffirent pour faire de la *Caravane* un modèle de propreté, un séjour en apparence très hygiènique; je dis en apparence, car les événemens qui eurent lieu plus tard, nous démontrèrent que nos efforts avaient été inutiles, et que la fièvre jaune était solidement établie à bord de notre malheureux bâtiment.

Pendant notre séjour à Cuba qui avait été de 13 jours, 27 cas de fièvre jaune s'étaient développés à bord, six avaient eu une issue funeste. Le 18 mai, jour de notre départ pour Brest, cinq nouveaux malades entrèrent à l'hôpital, et du 18 au 22, malgré que nous eussions franchi le tropique et fait du chemin dans le nord, 19 matelots ou maîtres furent atteints, sept d'entr'eux succombèrent offrant les signes pathognomoniques. Le thermomètre de Réaumur qui variait déjà de 17 à 19°, ne tarda pas à descendre à 15, et cette différence de température n'influa en rien sur la marche de l'épidémie, dont la fureur semblait s'accroître en raison des obstacles que lui opposait le climat. Mais si la chaleur nous fit faute, il n'en fut pas de même de l'humidité, car des vents de S. O. qui soufflèrent avec constance, nous apportèrent des brumes épaisses; la mer grossit beaucoup et les roulis de la corvette devinrent tellement forts, que la batterie ou étaient couchés une quarantaine de malades, fut inondée par l'eau que laissaient pénétrer les jointures des sabords et des dalots. Plongés dans cette atmosphère d'humidité, incessamment ballotés dans de mauvais lits non suspendus, nos malheureux matelots souffrirent horriblement, et la mortalité augmenta chez eux d'une manière effrayante.

Cependant le thermomètre qui depuis plusieurs jours marquait 14°, était descendu à 12°, enfin à 10, nous éprouvions un froid piquant qui incommodait beaucoup les malades : poussés vers le nord avec une vitesse de 50 à 60 lieues par vingt-quatre heures, nous voyions avec étonnement que l'épidémie ne paraissait nullement se ressentir du changement de température. Les cas devenaient, au contraire, de jour en jour plus graves, et il faut bien remarquer que ceux qui se terminèrent le plus promptement par la mort, eurent lieu à la hauteur de Terre-Neuve, la aussi la putréfaction fut tellement hative, qu'il ne fallut pas songer à garder les cadavres plus de deux heures. Chez les malades qui vomissaient noir, la décomposition des tissus semblait commencer pendant la vie, ces malheureux répandaient autour d'eux une odeur si infecte, si caractéristique, qu'il est impossible je crois d'en perdre le souvenir. En résumé, du 22 mai au 8 juin, par une température qui n'excéda pas 14°, et descendit souvent à 12 et à 10, 45 hommes tombèrent malades et 16 succombèrent, offrant réunis ou isolés les signes pathognomoniques de la fièvre jaune. Les observations 3e et 4e placées à la fin de ce mémoire et recueillies dans les parages de Terre-Neuve, démontrent clairement que la maladie n'avait pas changé de caractère et qu'elle était encore aussi terrible qu'entre les tropiques.

A cette époque, la position de notre bâtiment était devenue réellement déplorable; presque tous les matelots malades ou convalescens étaient dans l'impossibilité de remplir leurs fonctions, et sans l'assistance des soldats de marine sur lesquels la maladie sévit peu, il aurait été difficile de manœuvrer. Pour comble de malheur, la pharmacie qui avaient été abondamment pourvue à la Havane, allait se trouver complètement épuisée. Nous étions au milieu de l'Atlantique, à une grande distance de toute terre, il ne fallait donc pas songer à relâcher; force nous fut au contraire de continuer notre route sur Brest, où nous poussaient avec rapidité des vents favorables. Pendant le reste de cette triste traversée des cas de fièvre jaune continuèrent à se développer aussi graves qu'auparavant, et bien que nous eussions franchi le 46° de latitude boréale; les observations 5ᵉ et 6ᵉ le prouvent incontestablement Depuis deux mois que le fléau sévissait à bord de la *Caravane*, il avait atteint 116 hommes, et il importe beaucoup d'observer que 31 seulement étaient tombés malades entre les tropiques, tandis que les 85 autres s'étaient alités après notre départ de la Havane et sous des latitudes tempérées ou froides. Je ferai connaître plus bas, les causes auxquelles je rapporte la continuation de de la fièvre jaune dans des climats qu'on avait jusqu'ici considérés comme entièrement réfractaires à cette maladie : les observations que j'ai faites à bord de la *Caravane*, m'ont donné une explication assez satisfaisante de cette particularité sur laquelle il est important d'être fixé.

Nous mouillâmes à Brest le 21 juin, la température était assez froide, car le thermomètre marquait 13°; je croyais la maladie complètement éteinte, presque tout le monde lui avait payé son tribut, et depuis quatre jours aucun nouveau cas ne s'était déclaré. Aussi fus-je surpris fort désagréablement, lorsque on m'appela le jour même de notre arrivée, à 3 heures du soir, auprès du nommé Ségone, matelot, qui présentait bien caractérisés les symptômes d'invasion du typhus ictérode. Le commandant, les officiers furent le visiter à l'hôpital, et aucun d'eux ne se méprit sur des signes qu'une triste et longue expérience avait rendus familiers à chacun. Je notai avec soin ceux que Ségone présentait, et lorsqu'il n'y eût plus l'ombre d'un doute, je donnai avis officiel de ce qui se passait au conseil de santé de la marine et à l'intendance sanitaire. Le bâtiment reçut l'ordre d'appareiller sur le champ pour le lazaret de Trébéron, distant de Brest de 3 lieues, nous y débarquâmes tous les soldats, et je m'y installai moi-même avec les malades et les convalescens qui étaient au nombre de soixante-dix. Je pensais avec raison, que les chances de guérison seraient bien plus grandes au lazaret qu'à bord de la corvette, ou existaient des causes morbifiques dont l'action incessante imprimait nécessairement à la fièvre jaune, une marche plus rapide et un caractère plus grave.

Le gouvernement informé sur le champ des évènemens qui avaient lieu à Brest, attacha une grande importance à l'apparition de la fièvre jaune au lazaret de ce port, et une dépêche télégraphique ordonna de procéder immédiatement à la reconnaissance authentique du premier cas signalé (1). Je fus charmé de cette décision, car je ne me dissimulais pas que la véritable nature de la maladie de Ségone serait mise en doute, et qu'on oublierait volontiers, qu'une expérience toute récente me mettait à l'abri d'une erreur de diagnostic. Malheureusement les intentions du ministre de la marine ne purent être remplies que quelques jours après, à cause de certaines difficultés qu'opposa l'intendance sanitaire, et dans cet intervalle, la maladie de Ségone, arriva à une terminaison heureuse. On pense bien, en effet que je m'étais gardé de rester oisif pendant qu'on se disputait à Brest, sur les mesures à adopter pour que la commission put pénétrer au lazaret sans violer les lois sanitaires. La maladie de Ségone avait pris dès son début, un caractère alarmant, et le danger que cet homme courait m'était trop connu, pour que je n'eusse pas re-

(1) **Deux autres cas avaient promptement suivi le premier.**

cours sur le champ à une médication énergique. Fallait-il laisser son état s'aggraver, devenir le paisible spectateur de son agonie, pour procurer à mes confrères, l'occasion de constater un vomissement noir en rade de Brest? Un médecin peut-il et doit-il se conduire ainsi?

La commission médicale ne put donc se transporter au lazaret que le 30 juin au soir, et quoique son entrée en fonctions fut bien tardive, elle n'en rédigea pas moins un procès-verbal très concluant qu'on trouvera consigné à la fin de ce mémoire; je n'en eus connaissance que longtemps après ma sortie de quarantaine et peu avant de quitter Brest; je demandai alors l'autorisation d'en prendre une copie que je jugeais pouvoir m'être utile si je publiais un jour les faits de fièvre jaune dont j'avais été le témoin, et à l'aide desquels on pouvait arriver à la démonstration de la possibilité du développement de ce typhus sous la latitude de Brest. Les docteurs Mollet et Miriel qui m'avaient accueilli avec un intérêt que je n'oublierai jamais, mirent à ma disposition les archives de l'intendance sanitaire et me fournirent ainsi la pièce que je desirais.

Dès mon arrivée à Brest j'avais présenté le désarrimage de la câle comme une mesure indispensable; la seule sur l'efficacité de laquelle on put compter. Il était évident, en effet, qu'une accumulation de miasmes avait eu lieu dans les parties profondes du bâtiment (1), et que le séjour de ce dernier serait dangereux tant qu'on ne l'aurait pas vidé de tout ce qu'il contenait pour y faire circuler dans tous les sens l'air atmosphérique, qu'on doit regarder comme le plus puissant de tous les moyens de désinfection.

L'autorité qui désirait aussi vivement que moi le désarrimage, voulut dabord le faire exécuter par notre équipage; mais celui-ci entièrement composé de convalescens était incapable de remplir une pareille tâche, et il fut décidé d'après les observations du commandant que le travail serait fait par des forçats qu'on ne put nous envoyer que quelques jours après. Je profitai de l'intervalle pour opérer la destruction de tous les objets qui avaient servi aux malades pendant l'épidémie, et je fis rassembler une énorme quantité de

(1) Les miasmes ayant une pesanteur spécifique plus grande que celle de l'air tendent naturellement à descendre, c'est ce qui fait que la câle est toujours la partie la plus malsaine du vaisseau.

matelas, traversins, draps, chemises, etc., que je livrai impitoyablement aux flammes. Nul doute qu'ils ne recélassent les germes de la fièvre jaune, et l'odeur infecte qu'ils répandaient ne justifiaït que trop mes appréhénsions. Introduire ces objets à Brest après la quarantaine eut été, je crois, de la plus grande imprudence, et je ne me souciais nullement de prendre une telle responsabilité. *Dans le doute il faut s'abstenir*, tel est le précepte que je suivis ; on m'avait laissé libre d'agir comme je l'entendais et j'usai largement de la liberté qui m'était accordée.

La maladie de Ségone avait été promptement suivie de celle de deux autres hommes (*Voir l'observation* VII.) que je soumis en même temps que lui aux investigations de la commission médicale. Après le départ de celle-ci les symptômes qui caractérisent l'invasion du typhus ictérode se montrèrent avec assez d'intensité chez plusieurs matelots et sur un domestique qui jusqu'alors avaient paru insensibles à l'action des causes morbifères. Ces symptômes étaient en général les suivants : air de stupeur, langue blanche imprégnée d'une odeur *sui generis*, conjonctives très injectées, douleurs violentes dans les membres et aux lombes, soif vive, chaleur et sècheresse de la peau, battements épigastriques intenses, pouls plein, dur, fréquent, constipation. Dans aucun de ces cas dont la réalité ne fut jamais douteuse pour moi la maladie n'eut une issue funeste ; elle fut enrayée dans les vingt-quatre heures par les moyens énergiques auquel j'eus recours. J'ai lieu de penser néanmoins que le résultat aurait été moins favorable à bord de la *Caravane*, où les malades étaient probablement soumis à une sorte d'intoxication incessante qui rendait moins efficaces les ressources de l'art. Le Lazaret de Trébérou, au contraire réunissait les conditions hygiéniques les plus heureuses, les salles y étaient vastes, bien percées, l'air y circulait avec une remarquable facilité, enfin les fournitures de lit, etc., ne laissaient rien à désirer.

Le 14 juillet un forçat qui avait été employé à bord de la *Caravane* me fut amené au Lazarêt ; cet homme était gravement atteint et on pourra s'en convaincre en lisant son observation qui porte le numéro dix. Sa maladie eut aussi une terminaison favorable ; ce fut au reste la dernière fois que les symptômes bien connus de la fièvre jaune s'offrirent à mon observation ; notre quarantaine qui avait été augmentée, se termina sans autre accident, et le 25 juillet l'intendance sanitaire nous admit à la libre pratique. Elle avait auparavant acquis la certitude que les mesures de désinfection par elle prescrites, avaient reçu leur entière exécution, et qu'il n'existait plus au Lazarêt la moindre trace de fièvre jaune. Pendant toute la durée de notre longue captivité, le temps fut constamment froid et humide, et les vents qui soufflèrent avec opiniâtreté à la partie de l'O., et du S. O., nous apportèrent de fréquentes pluies.

L'été de 1839 a été remarquable à Brest, par l'absence complète de la chaleur et des vents de Nord-Est qui dominent pendant cette saison. Nous attendions notre délivrance avec une impatience qui sera facilement sentie ; quoique assez bien portans nous éprouvions tous cette fatigue morale, cette mortelle inquiétude, qui pèsent incessamment sur les habitants d'une localité que ravage une épidémie. Le repos, mais surtout le retour dans nos familles pouvaient donc seuls faire disparaître les traces des déplorables influences auxquelles nous avions été soumis. Au reste jamais la démoralisation ne se glissa parmi nos matelots, ces hommes grossiers se donnèrent mutuellement des preuves d'affection touchante pendant toute la durée de l'épidémie ; quant au commandant et aux officiers leur conduite fut admirable, et je n'oublierai jamais les généreux sacrifices qu'ils s'imposèrent en faveur des malades ni les encouragemens qu'ils ne cessèrent de leur prodiguer,

De quelle manière la fièvre jaune s'est elle propagée à bord de la Caravane ?

Il m'est difficile de répondre à cette question catégoriquement. Je dirai seulement qu'il m'a toujours semblé que cette propagation avait lieu par voie d'infection, c'est-à-dire par l'altération progressive de l'air ambiant; que ce fait fut manifeste au début de l'épidémie et tant que la cause morbifique se trouva rélèguée dans certaines parties du navire; mais que lorsque cette cause devint générale c'est-à-dire qu'elle fut également répandue partout, elle multiplia ses effets avec tant de violence, qu'il fallut renoncer complètement à la suivre avec succès.

La maladie commença comme on l'a vu sur un soldat qui provenait de la Martinique; cet homme s'alita et dégagea probablement des miasmes qui firent de son lit un véritable foyer d'infection, dont la sphère d'activité dut s'étendre à une certaine distance. Les chirurgiens et les infirmiers qui le touchaient souvent, mais dont la présence n'était pas continuelle, ne contractèrent pas la fièvre jaune qui ne tarda pas à éclater pourtant chez un autre soldat voisin du premier malade et qui se trouvait par conséquent plongé dans cette atmosphère infectieuse dont j'ai parlé. Lorsque le commis d'administration du bâtiment tomba malade, il ne communiqua pas la fièvre jaune à une foule de personnes qui vinrent le voir dans sa chambre et eurent avec lui des rapports de courte durée, mais il n'en fut pas ainsi pour un élève et deux mousses qui lui donnèrent des soins assidus, tous les trois furent atteints et le premier mortellement. Le commandant de la corvette et son lieutenant qui occupaient des chambres bien aérées et totalement séparées du lieu où se trouvaient les malades, n'eurent pas le moindre symptôme de fièvre jaune pendant toute l'épidémie, et cependant ces officiers venaient plusieurs fois le jour à l'hôpital où ils touchaient les malades et les encourageaient. Leurs domestiques au nombre de trois jouirent de la même immunité.

Ne pourrait-on pas conclure de ces faits, qu'un certain degré d'intoxication est indispensable pour que la fièvre jaune se développe; tous les poisons n'agissent pas à la même dose, et peut-être faut-il que le miasme spécifique du fléau des Antilles soit absorbé en quantité donnée pour que des effets s'ensuivent.

Cependant, les causes d'infection agissaient dans certains cas avec tant d'énergie et de promptitude, que le sujet lui-même, quoique bien portant encore, avait le sens intime de leur action. C'est ainsi que le nommé Brunet, voilier, placé près d'un cadavre qu'on allait jeter à la mer est saisi tout-à-coup par l'odeur infecte qui s'en élève et éprouve à la gorge une espèce de constriction ou de resserrement spasmodique qui le fait s'écrier qu'il vient de contracter la fièvre jaune. Il s'alite effectivement le jour même et est gravement malade. J'ai déjà dit plus haut que M. Giraud, commis d'administration, qui fut le troisième atteint de la fièvre jaune se persuada pendant qu'il faisait l'inventaire du sac d'un mort qu'il y puisait le germe de la maladie. Lorsque le fléau eut pénétré dans le poste des maîtres qui était peu aéré, il se propagea avec une promptitude extraordinaire, (1) toutes les fois qu'un maître tombait malade, son voisin ne tardait pas à le devenir; sur neuf, sept furent atteints et quatre succombèrent. Je pourrais accumuler ici une foule de faits de ce genre qui tendent à démontrer que la réunion d'une foule de conditions fâcheuses n'a pas suffi pour rendre la fièvre jaune transmissible par simple contact. Mais hâtons-nous de le dire, il est bien difficile de séparer la contagion de l'infection lorsqu'un typhus sévit dans une localité aussi resserrée que l'était la *Caravane*; cette réflexion m'oblige donc à déclarer que quoique j'aie de fortes raisons pour penser que la fièvre jaune n'est pas contagieuse, je ne me hasarderais pas à soutenir qu'elle ne l'a jamais été à bord de mon bâtiment. En effet ainsi que je l'ai dit plus haut il est arrivé un moment où cette maladie a déployé tant de violence et frappé tant de coups à la fois, que la recherche de son mode de propagation est devenue impossible.

---

(1) Cinq personnes qui occupèrent successivement la chambre du maître canonnier qui avait succombé, furent atteintes avec promptitude par la fièvre jaune. Cette particularité ayant attiré l'attention, la porte de la chambre fut condamnée jusqu'à l'arrivée à Brest.

Les observations de fièvre jaune qu'on trouvera consignées à la fin de ce mémoire ont été recueillies sous différentes latitudes ; je les crois susceptibles de faire ressortir aussi parfaitement que possible, que la maladie a toujours eu à bord de la *Caravane* la même physionomie soit qu'elle y ait été observée entre les tropiques, soit qu'elle y ait pris naissance dans des régions septentrionales et par une température réfractaire. Dans les deux cas l'invasion a été aussi brusque, les symptômes aussi graves, la marche aussi rapide, la terminaison aussi souvent fatale. L'authenticité des cas signalés à Brest, serait sans doute bien plus grande si leur terminaison avait été stigmatisée par l'apparition du vomissement noir ; à ce sujet je me permettrai quelques observations que je crois nécessaires.

Les hommes atteints à Brest et dont la maladie a été constatée, provenaient d'une localité où sévissait depuis trois mois la fièvre jaune ; ils présentaient des symptômes qui ne différaient pas de ceux que j'avais observés pendant le cours de l'épidémie, chez les malades qui avaient vomi noir ; cette circonstance seule n'était-elle pas susceptible d'éclairer beaucoup le diagnostic et le mien pouvait-il être le moindrement suspect. Une observation longue et non interrompue des phénomènes d'invasion de la fièvre jaune, devait ce me semble offrir quelques garanties sur mon expérience, elle était encore toute récente puisque j'avais perdu, trois jours avant mon arrivée à Brest, un malade chez lequel s'étaient présentés à la fois l'ictère et des déjections noires. Au reste on aurait tort de s'exagérer la valeur de ces deux symptômes qui manquent fréquemment, même dans des cas mortels; communs dans certaines épidémies, ils sont très rares dans d'autres; leur apparition n'a jamais lieu que dans la dernière période de la fièvre jaune, et les praticiens qui exercent aux Antilles n'attendent pas ce moment pour porter un diagnostic. Il existe d'autres signes tout aussi pathognomoniques que l'ictère et le vomissement noir, et à l'aide desquels on devine la fièvre jaune à son début. L'habitude les rend familiers et je me propose d'attirer plus tard l'attention sur eux. D'ailleurs rigoureusement parlant la jaunisse et les déjections noires n'appartiennent pas exclusivement à la fièvre jaune, puisqu'on les observe aussi dans les autres affections typhoïdes et qu'on les a vues à Paris pendant l'été de 1822. Ceux donc qui prétendraient qu'il ne peut y avoir de fièvre jaune sans vomissement noir, seraient aussi peu fondés dans leur opinion que ceux qui ne croiraient pas à la peste sans bubons, au choléra sans cyanose; etc., etc. En résumé lorsqu'une maladie sévit épidémiquement dans une localité il n'est pas nécessaire d'attendre qu'elle ait parcouru toutes ses périodes pour se prononcer sur sa véritable nature. Je ne pense pas non plus qu'on puisse admettre qu'une pneumonie aigue ne mérite pas ce nom parce qu'elle a cédé dès son début à une médication énergique.

Lorsque par une observation attentive on cherche à comparer le degré de puissance qu'exercent sur le développement de la fièvre jaune la chaleur et l'humidité, on reconnaît que le premier de ces agents peut-être utile, mais que le second est indispensable. La fièvre jaune paraît résulter de l'introduction dans le sang d'un principe miasmatique, et en admettant cette hypothèse, il convient de rechercher avec soin les causes qui favorisent le plus l'action des miasmes et celles qui disposent le mieux l'organisme à en recevoir l'impression morbide. Or, l'hygiène nous apprend que l'humidité détermine simultanément ces deux effets; un air saturé de vapeur aqueuse se charge facilement de miasmes, et devient un véhicule d'autant plus favorable qu'il exerce toujours sur l'économie une action relâchante, qui augmente beaucoup l'activité du système absorbant. Cette théorie explique, je crois, d'une manière satisfaisante, pourquoi la fièvre, en ravageant la *Caravane* a fait peu de cas des degrés de température et de latitude. On se souvient en effet, que ce bâtiment qui avait gagné rapidement le nord, et échappé avec promptitude à l'action de la chaleur, ne put se soustraire malheureusement à l'influence fâcheuse de l'humidité dont la présence se manifesta pendant toute la traversée, et persista pendant la quarantaine. L'épidémie eût été moins meurtrière, et se serait probablement arrêtée, si la température avait été froide et sèche, et si les vents avaient soufflé au nord ou au nord-est. Ceux d'ouest et de sud-ouest qui soufflèrent avec constance, sont essentiellement humides, ils agirent sur l'équipage comme je l'ai dit précédemment, et furent causes sans doute que l'absorption du miasme spécifique de la fièvre jaune continua à avoir lieu, malgré le refroidissement notable de l'air ambiant. Personne n'ignore que la fièvre jaune ne règne pas toujours aux Antilles bien que la chaleur y soit toujours très forte, et qu'il y existe des foyers d'infection permanents. Cette particularité dépend selon moi de ce que les causes d'humidité ne sont pas continues dans ces îles, ou bien de ce que ces mêmes causes n'y prennent une grande puissance qu'à certaines époques de l'année, lorsque par exemple les vents alisés cessent complètement pour faire place aux vents variables d'ouest et de sud-ouest. L'action fâcheuse de ces vents est indubitable, peut-être même doit-on les regarder comme la cause première et indispensable de l'insalubrité, non seulement des Antilles, mais encore de toutes les contrées intertropicales. Cette assertion qui peut paraître hasardée est justifiée par l'observation suivante que je dois à l'obligeance de M. Lartigue, ex-commandant de la *Caravane*.

« Les vents alisés et les vents généraux qui soufflent incessamment entre les tropiques, sont séparés par une bande de vents variables qui s'étend de l'est à l'ouest entre l'Afrique et l'Amérique, elle est presque toujours située au nord de la ligne, et d'autant plus large que les vents généraux soufflent avec plus de violence dans l'hémisphère austral, et que ceux qui règnent dans l'hémisphère boréal se rapprochent davantage de l'est sud-est. On y éprouve des calmes, des orages, mais surtout, d'abondantes pluies, et tous les pays qui sont situés dans sa sphère d'activité, sont d'une insalubrité célèbre. Tels sont, par exemple, Bornéo, Java, Sumatra, une partie des Indes orientales et de l'île de Madagascar, les côtes de la Guinée, celle du Mexique, etc., etc. Entre les côtes orientales de l'Afrique et les mers de Chine, la bande de vent en question offre cette particularité qu'elle est située en partie au sud de l'équateur pendant la mousson du nord-est; au reste, elle éprouve de grandes ondulations à toutes les époques de l'année, selon que les vents généraux soufflent avec violence, ou que faiblissant et cessant même tout-à-fait, ils la laissent arriver jusqu'à terre. Lorsque ce dernier cas a lieu, toutes les contrées qui se trouvent ainsi privées des vents alisés et placées sous l'influence directe et insolite des vents variables, deviennent malsaines, l'hyvernage commence pour elles. »

Comme on le voit, l'observation qu'on vient de

lire et dont les détails m'ont été expliqués sur la carte, ne tend rien moins qu'à établir, que l'humidité plus que tout autre cause favorise l'absorption des miasmes qui produisent la fièvre jaune, le choléra morbus, les fièvres pernicieuses et typhoïdes. Peut-on en dire autant de la chaleur ? Je ne le pense pas. La présence de cet agent ne paraît pas suffire pour développer les maladies dites miasmatiques à toutes les époques de l'année, puisque nous voyons l'apparition de ces maladies et leur règne épidémique coïncider toujours avec l'arrivée de vents essentiellement humides. Le thermomètre varie ordinairement aux Antilles du 20° au 26° pendant la saison la moins chaude ; d'après l'opinion des savants cette température est plus que convenable pour faire éclore la fièvre jaune et cependant ce fait a rarement lieu. Il faut s'en prendre à l'absence de l'humidité qui au contraire est extrêmement forte pendant l'hyvernage ; on pourra s'en faire une juste idée lorsqu'on saura que pendant cette saison qui est celle des maladies, l'hygromètre de Lambert, dont le premier terme exprime une humidité radicale et le dernier une sécheresse absolue, reste souvent stationnaire pendant plusieurs jours au 1er degré. (1) Toutes les fois que la fièvre jaune règne épidémiquement aux Antilles dans une autre saison que l'hyvernage, il faut rechercher la cause de ce phénomène, et j'ose dire qu'on le trouvera toujours dans les perturbations atmosphériques qui ont augmenté prématurément la puissance de l'humidité. C'est ainsi que j'ai vu que la maladie dont nous parlons continuer à la Martinique pendant l'été de 1838, parce que les vents alisés qui auraient dû souffler avec constance dans cette saison éprouvèrent de longues interruptions, et furent remplacés par les vents variables dont j'ai parlé tout-à-l'heure. Au reste, l'influence fâcheuse de ces vents a été signalée par tous les médecins qui ont exercé entre les tropiques (2), et leur apparition est regardée depuis long-temps aux Antilles comme le signe avant-coureur des maladies désastreuses qui désolent ce magnifique archipel.

---

(1) Observation de M. Moreau de Sonnès.

(2) Il y a plus d'un an que j'indiquais cette cause à M. Kerandren dans un rapport circonstancié qui est actuellement déposé dans les archives de l'inspection générale.

Symptômatologie.

Là fièvre jaune n'a pas toujours affecté la même forme à bord de la *Caravane;* les cas qui se présentèrent à mon observation pendant la traversée de la Guadeloupe à Cuba, portaient tous le cachet de la fièvre jaune qui sévissait à cette époque aux Antilles françaises, et sur laquelle la science possède de nombreux documents qu'elle doit au zèle infatigable des médecins attachés au service colonial. Il était rare que la maladie eût une invasion brusque; elle était le plus souvent précédée de fatigue générale, de douleurs vagues dans les membres, et surtout de douleurs lombaires intenses. Ces symptômes persistaient pendant 24 à 30 heures, quelquefois même plus long-temps, et étaient accompagnés d'une altération extraordinaire de la physionomie; enfin, de véritables accès de fièvre intermittente pernicieuse ne tardaient pas à se déclarer, et leurs stades bien que parfois assez appréciables se confondaient dans la très grande majorité des cas; ces accès se succédaient avec tant de rapidité qu'il était réellement impossible de saisir le moment de l'intermission, qu'on attendait avec impatience afin d'administrer le sulfate de quinine. Lorsqu'elle avait lieu, c'était le plus souvent à l'issue des saignées qu'il fallait toujours employer avec une extrême modération; la maladie se terminait favorablement toutes les fois que l'emploi du sulfate de quinine était suivi de succès; je le donnais à la dose de 40 à 50 grains, le plus souvent en lavement, quelquefois aussi en potion que j'administrais par cuillerée lorsque l'état de l'estomac le permettait. Mais, lorsque les préparations de quiquina n'avaient pas leur efficacité accoutumée, où qu'il était impossible d'y avoir recours pendant les deux premiers jours qui suivaient l'invasion, alors se déclaraient tout-à-coup les symptômes les plus fâcheux de la fièvre jaune La langue, les lèvres, les dents se recouvraient d'un enduit fuligineux, des vomissemens survenaient bilieux d'abord ensuite composés de matières assez semblables à du chocolat ou à du marc de café; il y avait délire continuel, carphologie, soubresauts des tendons, en un mot, développement d'un état ataxique des plus fâcheux qui précédait la mort de quelques heures. C'est au moment même de la mort qu'une légère teinte ictérique se faisait observer sur la conjonctive, elle ne tardait pas à devenir générale et à envahir le reste du corps. Tels étaient les caractères les plus saillans de la maladie qui a régné aux Antilles françaises pendant les années 1838-1839. Insidieuse dans sa marche, rebelle à presque tous les moyens thérapeutiques, elle faisait le désespoir des médecins de Fort-Royal, où elle a exercé d'affreux ravages. Cette forme de la fièvre jaune ne s'est offerte que onze fois à mon observation à bord la *Caravane*, et j'en ai consigné quelques cas à la fin de ce mémoire.

A la Havane, la maladie changea complètement de forme, elle prit celle de la fièvre jaune locale que les médecins du pays me fournirent l'occasion d'observer. L'invasion était brusque, elle avait lieu plus souvent la nuit que le jour, c'était quelquefois au milieu du sommeil le plus profond que la fièvre jaune surprenait ses victimes. Le début était marqué par des frissons qui alternaient avec une chaleur brûlante; dans le plus grand nombre des cas, les malades présentaient les symptômes suivants : injection des conjonctives, air de stupeur, cephalalgie sus orbitaire, parfois atroce, langue blanche, fétidité extrême de l'haleine, (symptôme constant), douleurs vives dans les lombes et dans les articulations, (ces dernières faisaient souvent pousser des cris) pouls plein et fréquent, toujours très-dur, battemens épigastriques violens et appréciables à la vue, constipation, chaleur brûlante et sécheresse de la peau; les vomissements étaient rares au début, il en survenait parfois après la saignée, mais lorsque l'expulsion du bol alimentaire avait eu lieu, l'estomac redevenait impassible. L'abdomen était en général indolore, la pression développait chez certains sujets une douleur profonde mais assez obscure dans la région hépatique ; dans tous les cas, l'abdomen devenait le siége d'une chaleur brûlante, qui était toujours très-supérieure à celle que présentaient les autres parties du corps ; la main conservait long-temps l'impression de cette chaleur vraiment extraordinaire qui constitue un symptôme de la plus haute importance ; il dénote, en effet, malgré l'absence de la douleur, l'existence d'une violente phlegmasie gastro-intestinale ; j'en dois la connaissance à M. Bellot, médecin français, établi à la Havane, qui se sert du thermomètre pour apprécier la différence qui existe entre la température de l'abdomen et celle du reste du corps.

Telle était la marche des symptômes au début de la maladie; lorsqu'elle devait se terminer d'une manière favorable la physionomie devenait plus naturelle, les douleurs lombaires diminuaient ou cessaient même complètement, on observait certains phénomènes critiques tels que des selles copieuses, une émission abondante d'urine, une salivation continuelle et fatigante, (symptôme très-fréquent), le pouls perdait de sa dureté, la peau devenait fraîche et moite ; enfin, dès le second jour, il était possible de prédire une terminaison heureuse. Mais, lorsque le contraire était à craindre, l'état du malade continuait à s'aggraver; les saignées n'apportaient aucun soulagement, le pouls perdait de sa force, mais conservait une fréquence et une dureté de fâcheux augure; le malade était assoupi ou dans un état particulier d'agitation; le faciès devenait caractéristique; on observait des contractions spasmodiques des muscles de la face, et surtout une mouvement singulier des lèvres, dont l'expression était reéllement indéfinissable; la langue encore un peu humide commençait à prendre vers sa base une légère teinte brune; enfin, la soif devenait brûlante, le désir de la satisfaire incessant, le malade exhalaît une odeur cadavéreuse et caractéristique, et des vomissements de matières bilieuses ne tardaient pas à survenir.

Vers le troisième jour, les phénomènes devenaient encore plus graves; l'ictère commençait à se manifester sur la conjonctive, le pouls devenait petit et filiforme, la langue se recouvrait d'un enduit fuligineux, et quelquefois d'une eschâre noirâtre; les vomissements changeaient de nature, ils étaient bruns ou noirs, et accompagnés d'une douleur brûlante et profonde à l'épigastre; les urines se supprimaient, la chaleur abandonnait les extrémités et semblait se concentrer toute dans l'abdomen, l'expression du faciès était effrayante. Cet état se terminait presque toujours par la mort qui avait lieu le plus souvent du troisième au cinquième jour, au milieu de phénomènes nerveux intenses, et que précédait dans certains cas un délire furieux, la suffusion ictérique était alors générale.

Chez certains malades, les symptômes affectaient une marche différente, et la fièvre jaune paraissait avoir dès l'invasion un caractère particulier de bénignité; chez eux, la face était plus souvent pâle que colorée, la conjonctive n'offrait qu'une teinte rouge peu prononcée, quelquefois nulle; les douleurs lombaires, quand elles existaient étaient peu intenses, et c'étaient plutôt de la fatigue que ressentaient les malades; la cephalalgie était modérée, le pouls dur, mais rarement développé, et la peau ne présentait pas une chaleur aussi marquée que dans les autres cas. Il était rare aussi qu'il n'y eût pas dès le début des nausées et des vomissements bilieux accompagnés non de douleur, mais seulement d'un peu de gêne à la région épigastrique. Cette forme de la fièvre jaune que j'ai observée principalement chez des sujets bilieux ou bilieux sanguins, était la plus dangereuse de toutes malgré son apparence de bénignité. Tous ceux qui l'ont présentée ont succombé avec des vomissements noirs. Aucun phénomène nerveux n'apparaissait pendant le cours de leur maladie; les urines en particulier continuaient à couler presqu'aussi abondantes qu'à l'état normal; enfin, la mort avait constamment lieu dans une prostration complète. Le malade s'éteignait sans souffrir en répétant à chaque instant qu'il se trouvait bien, qu'il désirait boire ou manger. C'était dans cette période que survenaient les hémorrhagies passives, qui jointes à la coloration jaune de la peau, et à l'odeur infecte que répandaient les malades donnaient à leur agonie un caractère effrayant. Ces hemorrhagies avaient lieu presque toujours par la bouche ou par l'anus, l'épistaxis qui a été peu commun ne s'est montré que chez des hommes qui ont guéri. J'ai vu dans quelques cas le vomissement noir remplacé par une véritable hématémèse qui a persisté jusqu'à la mort.

Tels étaient les caractères de la fièvre jaune qui a régné à bord de la *Caravane;* le délire, l'ictère au troisième jour, la supression des urines ont toujours annoncé une fin prochaine. Il en était de même des hémorragies passives, de l'enduit noirâtre de la langue, enfin de la diarrhée et du vomissement noir. L'inefficacité des saignées au début de la maladie, la sécheresse constante de la peau étaient aussi d'un très fâcheux augure.

De tous les symptômes que j'ai précédemment énumérés, les plus constants ont été la chaleur abdominale et les battements du tronc cœliaque ; ils n'ont manqué chez aucun de mes malades, et je les regarde presque comme caractéristiques de la fièvre jaune. Il n'est jamais nécessaire pour constater ces battements d'appliquer la main sur la région épigastrique ; dans la très grande majorité des cas ils sont appréciables à la vue ; tant qu'ils persistent, le malade est en danger, et leur réapparition pendant la convalescence est un signe certain de rechute. J'ai dit un peu plus haut que je regardais les battements du tronc cœliaque comme caractéristiques. Cette opinion n'est pas la mienne, elle appartient à quelques médecins avec lesquels je me suis trouvé en relation aux Antilles. Ces médecins ont rencontré en France de nombreux contradicteurs qui se sont étayés principalement sur ce que le symptôme dont il s'agit appartient non-seulement à la fièvre jaune, mais encore à une foule d'autres maladies. Je suis loin d'avoir la prétention d'éclaircir ce point de nosologie, et je me bornerai à faire remarquer brièvement que j'avais rarement observé les battements du tronc cœliaque avant mon voyage aux Antilles, et malgré treize années d'emploi dans les hôpitaux de la marine ou à bord des bâtiments de l'état; que je ne me rapelle pas les avoir constatés dans deux épidémies de typhus nosocomial auxquelles j'ai assisté, non plus que dans diverses affections abdominales que j'ai eu l'occasion de traiter; enfin, que la plupart des nosologistes gardent le silence sur ce symptôme, et qu'il est au moins étrange qu'il ait échappé à leurs investigations puisqu'il est toujours appréciable à la vue. 116 hommes ont eu la fièvre jaune à bord de la *Caravane,* et tous sans exception ont offert des battements cœliaques exagérés qui ont vivement attiré mon attention; leur présence au moment de l'invasion caractérisait infailliblement la maladie. Le diagnostic était encore plus certain lorsqu'aux battements du tronc cœliaque se joignaient une altération profonde de la physionomie, une odeur particulière de l'haleine dont je parlerai plus bas, et cette élévation si extraordinaire de la température de l'abdomen sur laquelle j'ai déjà dit quelques mots ; en résumé, les battements du tronc cœliaque sont à mon avis un des symptômes les plus remarquables et les plus importants de la fièvre jaune, et je désirerais beaucoup être fixé sur leur valeur réelle. M. Bellot est généralement regardé comme le premier médecin qui les ait signalés à l'attention, mais je me suis assuré depuis peu qu'ils n'avaient pas échappé à MM. Bally et Pariset, qui en ont fait mention dans leur ouvrage sur la fièvre jaune de Barcelonne.

La langue a été constamment blanche chez les individus que j'ai traités à la Havane et pendant la traversée de ce port à Brest, en un mot, toutes les fois que la fièvre jaune a affecté une marche continue. Elle ne commençait à se sécher que vers la fin du second jour, et lorsque l'état du malade s'aggravait elle ne tardait pas aussi à prendre vers sa base une légère teinte noire, qui finissait par envahir la totalité de l'organe lorsque la fièvre jaune affectait le type intermittent, ainsi que j'ai été à même de m'en assurer chez les malades qui ont été atteints pendant notre séjour aux Antilles françaises, la langue offrait un caractère particulier, elle était blanche au centre et rouge sur les bords et à la pointe. Le lîséré rouge était d'une régularité parfaite et tel qu'on l'observe rarement. Dans tous les cas, la langue était impregnée d'une odeur fétide et *sui generis* qui précédait de plusieurs jours l'apparition des premiers symptômes, à cette époque on en constatait l'existence en introduisant l'extrêmité du doigt indicateur dans l'arrière bouche et en la frottant légèrement sur la base de la langue. C'est à M. Bellot que je dois la connaissance de ce signe qui est d'autant plus important que son appréciation opportune facilite les moyens d'enrayer la fièvre jaune à sa naissance. J'ai pu arriver quelquefois à cet heureux résultat; j'indiquerai plus tard les agents thérapeutiques auxquels j'avais recours. J'ajouterai seulement ici que les sujets chez lesquels j'ai employé ce traitement prophylactique ont en grande partie résisté à la fièvre jaune pendant toute l'épidémie.

Le fluide électrique a toujours exercé une influence fâcheuse et positive sur les malades; aussitôt que le temps était orageux, (chose commune entre les tropiques), le nombre des cas augmentait visiblement et les symptômes s'aggravaient chez les individus déjà atteints. Les effets nuisibles du fluide électrique étaient saillants pour tout le monde, et les matelots eux-mêmes, malgré leur ignorance en pareille matière, avaient tous le sentiment intime de l'action particulière qu'exerçait sur eux l'état électrique de l'atmosphère. Cette action était surtout marquée sur les individus de tempérament irritable, ou chez lesquels d'abondantes évacuations sanguines avaient developpé la prédominance marquée du système nerveux. On observait dans ces cas, un état de malaise extraordinaire, des douleurs profondes dans les cavités splanchniques; les douleurs lombaires celles des membres se réveillaient, en un mot, tous les symptômes s'exaspéraient. J'ai vu dans plusieurs cas la fièvre jaune qui avait paru d'abord enrayée, prendre tout-à-coup et à l'occasion d'un orage, une gravité nouvelle et se terminer promptement d'une manière funeste. M. Bellot qui connaît et redoute l'action de l'électricité, a fait jusqu'ici de vains efforts pour isoler ses malades, on cite des sujets qui sont morts comme foudroyés dans son établissement, pendant ces orages terribles qui sont si fréquents à la Havane.

De quelle manière le fluide électrique agit-il sur l'économie? Je me suis rendu compte de ses effets par le raisonnement suivant : 1° le fluide électrique est un stimulant énergique qui augmente l'action des organes, et imprime surtout à la circulation et à la respiration une activité très grande, il entre donc pour quelque chose dans la production de cet état général de plethore qu'on observe au début de la fièvre jaune ; 2° le fluide électrique favorise la décomposition putride des corps, augmente l'énergie des miasmes et favorise leur incubation ; en d'autres termes, il diminue l'intervalle qui existe entre l'introduction des miasmes dans l'économie et l'apparition du premier symptôme. Il me suffira pour donner quelque poids à cette opinion de rappeler qu'on voit très souvent à la Havane pendant les orages, des bâtiments européens arrivés le jour même envoyer les trois quarts de leur matelots à l'hôpital. L'action des causes morbifiques en permanence à la Havane, est donc rendue essentiellement énergique par la présence, dans l'atmosphère, d'une grande quantité d'électricité ; cet agent exerce une influence plus grande chez les sujets atteints de fièvre jaune que chez d'autres malades, et ce fait n'a rien qui doive étonner. Il y a dans la fièvre jaune un trouble général du système nerveux, l'irritabilité de ce système est encore augmentée par le traitement auquel on a recours et qui repose comme nous le verrons plus tard sur des saignées abondantes et réitérées. Les malades ainsi traités, réduits à un état anhémique ne vivent plus que par les nerfs, qui ont été pour ainsi dire mis à nud ; on comprend donc que leur sensibilité doit s'exalter plus facilement, et qu'ils doivent ressentir à un haut degré les variations atmosphériques.

La fièvre jaune s'est presque toujours montrée à bord de la *Caravane,* sous la forme d'une *gastro entero cephalite ;* l'inflammation du cerveau était consécutive à celle de l'estomac et de l'intestin. En effet, la chaleur brûlante de la région abdominale, la force extraordinaire des battements cœliaques, les nausées, les vomissements, précédaient de beaucoup les signes de la phlegmasie cérébrale, et la fluxion dont le cerveau paraissait être devenu le siège dans certains cas d'invasion, n'était jamais aussi intense ni aussi opiniâtre que celle qui avait lieu dans l'abdomen. Une circonstance qui attira mon attention pendant l'épidémie, fut la fréquence des affections muqueuses ; ceux d'entre nous qui n'eurent pas la fièvre jaune furent atteints les uns de gastrite, les autres de bronchite, et surtout d'angine. Chez M. Proutières, elève de première classe, la maladie commença par un coryza; chez MM. Simon et Giraud, elle débuta par un mal de gorge. Cette dernière affection devînt même tellement commune, et précéda si souvent la fièvre jaune que j'en vins à penser que l'introduction du miasme avait lieu principalement par la partie supérieure de la muqueuse digestive; dans cette hypothèse il était naturel d'admettre que les premiers désordres se manifestaient dans l'appareil organique qui recevait le premier l'impression de l'agent toxique. Beaucoup de malades accusèrent une douleur brûlante à la partie antérieure du thorax; elle rappelait souvent ces crampes terribles qui ont leur siège dans la même région, chez les sujets qui ont atteint la dernière période du choléra asiatique. M. Giraud, commis d'administration, présenta le symptôme dont je parle, et l'autopsie démontra l'existence d'une congestion pulmonaire intense. J'aurais beaucoup désiré faire d'autres recherches cadavériques; mais toute ma bonne volonté dût se rompre contre la force des circonstances, et je fus le premier à reconnaître que les autopsies étaient devenues impraticables à bord de la *Caravane*.

La convalescence était en général signalée par la cessation de la constipation, qui est sans contredit un des symptômes les plus opiniâtres de la fièvre jaune. Les matières rendues par les selles étaient noires, comme carbonisées, et extrêmement fétides. Leur expulsion soulageait instantanément le malade, et ce n'était qu'après qu'elle avait eu lieu qu'on voyait les battements cœliaques diminuer enfin d'intensité. Certains phénomènes critiques avaient lieu pendant la convalescence; les plus communs étaient : la salivation, les abcès critiques, la desquammation de l'épiderme, la chûte des cheveux, les furoncles. J'en ai été couvert moi-même dans les premiers jours qui suivirent mon rétablissement, au point de ne pouvoir faire un pas sans éprouver les plus vives douleurs. Il me survint aussi, sans cause connue, un panaris au médius gauche, qui me fit horriblement souffrir; enfin, mes dents subirent à cette époque des modifications fâcheuses qui ont occasionné la chûte de plusieurs d'entr'elles. La convalescence de la fièvre jaune exige la plus grande surveillance; les rechûtes sont fréquentes dans cette maladie, et presque toujours au-dessus des ressources de l'art; j'en ai vu de déplorables exemples.

Les parotides sont survenues quelquefois pendant le cours de la maladie, et leur apparition a été favorable, puisque tous les individus qui les ont présentées ont guéri ; elles étaient considérables, et j'employais tous mes soins à les maintenir dans de justes bornes.

Les matières rendues par le vomissement sont brunes ou entièrement noires ; je crois qu'elles résultent d'une hémorragie de la muqueuse des voies digestives. Ce que j'ai vu pendant l'épidémie m'a conduit à penser ainsi. La disposition aux hémorragies, qui est générale dans la fièvre jaune, est aussi un des caractères les plus saillants de cette maladie : si l'on compare la matière du vomissement au sang qui s'écoule par les diverses ouvertures naturelles, et à celui qu'on a retiré par la saignée, on est frappé de leur parfaite identité sous le rapport des qualités physiques. La couleur plus ou moins foncée de ces liquides indique selon moi les divers degrés d'altération qu'ils ont subi. Ainsi, le danger est imminent lorsque la matière du vomissement est entièrement noire, et que le sang sorti de la veine, outre qu'il présente le même aspect, se compose d'une masse incoagulable, qui ne tarde pas à donner des signes de putréfaction. Lorsque au contraire le sang est moins séreux, plus rouge, et que les matières vomies ont une teinte moins foncée, le pronostic est moins fâcheux, quoique bien grave encore. J'ai vu dans certains cas le vomissement noir remplacé par une diarrhée de même nature, qui emportait les malades avec une promptitude effrayante, il était rare qu'ils arrivassent au troisième jour de la maladie. Tous les moyens employés pour arrêter cette diarrhée étaient, comme on le verra plus tard, complétement inutiles.

La coloration jaune de la peau est sans doute le résultat d'une hémorragie des capillaires cutanés; elle constitue un symptôme de très haute gravité, lorsqu'elle apparaît le troisième, le quatrième, le cinquième jour; du septième au huitième on peut la regarder comme un signe favorable. Beaucoup de malades guérissent après avoir présenté l'ictère; mais les cas de guérison après les vomissements noirs, quoique possibles, sont extrêmement rares; pour moi, je n'ai jamais eu la satisfaction d'en observer.

Les causes de la fièvre jaune ont toujours agi avec une puissance marquée sur les individus sanguins et plethoriques ; naturellement disposés aux phlegmasies, ces individus ont en outre un penchant funeste au coit, à la bonne chère, et pas assez d'empire sur eux-mêmes pour adopter un genre de vie susceptible de compenser les inconvénients de leur constitution. Aussi courent-ils de grands dangers en arrivant aux Antilles, où ils ne tardent pas à être atteints de la fièvre jaune. Mais tout en convenant des prédispositions fâcheuses qui résultent du tempérament sanguin, je ne puis m'empêcher de signaler les avantages qu'il présente : j'ai observé en effet que chez les individus qui en étaient doués, quelque violents que fussent les symptômes d'invasion, ils se dessinaient tellement bien, et affectaient une marche si franche que les indications n'étaient jamais douteuses, ni les moyens curatifs sans résultats. Toutes les fois que la fièvre jaune était attaquée de bonne heure, les chances de succès étaient nombreuses, je dirai même certaines. Les vices du tempérament sanguin sont je crois plus que compensés par les modifications promptes et efficaces qu'il reçoit de la part des saignées, aussi est-il vrai de dire que ce tempérament est le plus susceptible de résister avec succès aux révolutions qu'éprouvent les Européens pendant leur séjour aux Antilles. Arrêtons-nous un instant sur cette proposition, et voyons si le raisonnement ne la justifie pas :

La chaleur du climat est l'agent morbifique le plus à craindre pour les sujets sanguins qui habitent les colonies depuis peu; mais lorsqu'ils parviennent à lui résister, ils se trouvent alors placés dans les conditions les plus favorables pour que l'acclimatation ait lieu sans secousse. Les moyens prophylactiques qu'on emploie pour arriver à ce résultat, et dont le temps ne me permet pas de faire ici l'appréciation, ces moyens, dis-je, tendent tous à diminuer la vivacité, l'énergie du tempérament sanguin ; ils sont aidés par l'effet secondaire du climat, qui est essentiellement débilitant (humidité); qu'en résulte-t-il? Le tempérament dont nous parlons subit des modifications importantes : la rapidité de la circulation qui en formait le caractère le plus saillant diminue d'une manière sensible, le sang s'appauvrit, le sujet devient de moins en moins impressionnable, et la tendance aux congestions sanguines s'affaiblit. Il finit enfin par acquérir, au bout d'un temps qu'on ne peut guère déterminer, le tempérament lymphatico-sanguin, le plus favorable de tous aux colonies, puisqu'il offre les avantages des deux tempéraments qui concourent à le former, sans avoir aucun de leurs inconvénients. Ainsi, d'un côté il n'aura rien à redouter de la chaleur et offrira peu d'éléments d'irritation, d'un autre côté il échappera sans peine aux effets de l'humidité, parce qu'il y aura encore en lui assez d'énergie, assez de chaleur pour réagir efficacement contre elle. Il faut ajouter que mieux partagé que les créoles eux-mêmes, l'européen qui aura acquis l'heureux tempérament dont je parle, n'aura pas à craindre comme eux les maladies qui résultent de la trop grande prédominance du système nerveux. En résumé, je crois pouvoir avancer sans trop de hardiesse que le tempérament sanguin, tout en méritant beaucoup de surveillance et de ménagements, n'en est pas moins placé dans des conditions d'acclimatement bien plus favorables qu'on ne le pense. Ce tempérament pêche par trop de vigueur et d'énergie; or, nous possédons des moyens certains de diminuer les forces, tandis que les augmenter est loin d'être toujours facile.

Les sujets mous, lymphatiques, à figure pâle, que j'ai vu malades de la fièvre jaune, ont en grande partie succombé : il ne faut pas s'en étonner, la maladie prenait chez eux, dès le début, le caractère adynamique. La période dite *inflammatoire* était à peine appréciable, ou même tout à fait nulle. La face n'était pas turgescente ni les conjonctives injectées; le pouls fréquent et dur offrait peu de développement et même de la petitesse; la peau était plus sèche, mais sa température était modérée. Enfin, il ne fallait pas songer à avoir recours à la saignée générale dont je démontrerai bientôt la puissance. Les malades en question expiraient presque tous sans délire, dans un état complet de prostration, et répandant une odeur tellement affreuse, qu'elle établissait la possibilité d'un commencement de putréfaction pendant la vie. Les officiers du bâtiment, qu'une expérience journalière avait rendus connaisseurs, ne se méprenaient jamais sur le sort qui attendait ces infortunés, j'étais souvent forcé de convenir qu'ils avaient eu raison de me dire : Un tel vient d'être atteint par la maladie, on le transporte à l'hôpital, il n'en sortira probablement plus.

Il y a eu peu d'immunités pendant l'épidémie, les enfants eux-mêmes lui ont largement payé leur tribut puisque sur neuf mousses sept ont été atteints, et deux ont succombé.

Ici se termine ce que j'avais à dire sur les caractères qu'a présenté la fièvre jaune à bord de la *Caravane;* j'ai décrit sa marche et ses symptômes tels qu'ils se sont offerts à mon observation; j'aurais pu entrer certainement dans de plus grands détails (1), les matériaux que j'ai recueillis étant assez considérables, mais la nature de ce mémoire et le but que je me suis proposé en l'écrivant m'ont empêché de le faire. J'ai dû me borner à transcrire ici littéralement un rapport assez volumineux que j'ai adressé au mois d'août 1839, à M. l'inspecteur général du service de santé de la marine; je vais en continuer la copie, et faire connaître le traitement que j'ai opposé à l'affreuse maladie dont je viens d'écrire succinctement l'histoire.

(1) Je ferai connaître dans un mémoire que je publierai plus tard et lorsque le temps le permettra, mon opinion et mes observations sur la nature, le siége, et les causes de la fièvre jaune. Je me suis spécialement occupé de ces dernières pendant mon séjour aux Antilles.

Thérapeutique.

La saignée générale est le moyen sur lequel je comptais le plus pour enrayer la fièvre jaune à son début. Elle était ordinairement suivie du vomissement des matières alimentaires, d'une sueur assez abondante, de déjections alvines, en un mot d'une détente générale qui était toujours de bon augure, et qu'il était important d'obtenir. Je préférais la saignée du pied à celle du bras, mais j'avais souvent recours à la dernière, parce qu'elle était plus facile à exécuter pendant le roulis. Je réitérais l'opération tant que la peau ne s'humectait pas, et que le pouls conservait de la plénitude et de la dûreté. Chez les sujets sanguins dont la face était vultueuse, les conjonctives très injectées, et dont la maladie révélait dès le début un grand caractère de violence, j'employais la saignée générale *ad deliquium*, qui amenait toujours les meilleurs résultats. Mais quelque efficace que soit la saignée générale dans le traitement de la fièvre jaune, il n'est pas toujours possible d'y recourir, et j'ai un très grand nombre de cas dans lesquels il fallait en user avec une extrême modération, et même se borner à des émissions sanguines locales. Ainsi, toutes les fois que le sujet était peu vigoureux, que la face était pâle, le pouls peu développé, la cephalalgie peu intense, etc., je me bornais à appliquer des ventouses scarifiées sur l'abdomen et à la nuque; j'observais ensuite le malade avec attention, et je n'employais la saignée générale que lorsque le pouls se relevait et que la réaction commençait à avoir lieu. Dans le cas contraire, et c'était ce qui arrivait le plus souvent, je m'en tenais invariablement aux saignées locales, convaincu d'avance qu'en agissant ainsi j'évitais de favoriser la tendance générale à la prostration. Il fallait même combattre promptement celle-ci au moyen des révulsifs, sous peine de perdre le sujet. En résumé, j'ai pu m'assurer que la saignée générale ne pouvait être employée avec succès et indistinctement, dans tous les cas de fièvre jaune qui s'offraient à mon observation; dans plusieurs, elle eût été inutile, et je dirai même nuisible; je ne pense pas qu'on puisse y avoir recours après le second jour même chez les individus plethoriques, chez lesquels les congestions ont beaucoup de peine à céder. M. Bellot, qui le premier, je crois, a insisté les bons effets de la saignée générale dans la fièvre jaune ne l'emploie pas dans tous les cas sans exception. Ce praticien se plaignait très vivement de ce qu'on s'était plu à répandre dans le monde médical qu'il traitait toutes les fièvres jaunes par les saignées *ad deliquium* et la diète de boisson. Il était au contraire, disait-il, le premier à reconnaître qu'il ne pouvait exister de méthode curative unique, contre une maladie dont les caractères varient à l'infini selon le tempérament des individus, la susceptibilité plus ou moins grande de certains appareils organiques, et selon la localité où on l'observe. Il ajoutait qu'il y avait des cas dans lesquels il traitait la fièvre jaune par les boissons délayantes et la diète sans employer aucune émission sanguine, que dans d'autres, il employait tantôt les saignées modérées, et tantôt les saignées à défaillance. J'ai pu m'assurer qu'il agissait comme il le disait, et que sa médication n'était pas indistinctement la même pour tous les malades.

L'application des ventouses scarifiées sur l'abdomen et à la nuque, suivait de près la saignée générale et contribuait puissamment à arrêter la marche des symptômes d'invasion lorsqu'ils étaient très intenses; ce moyen paraissait surtout indiqué, lorsque les battements cœliaques avaient beaucoup de force, et que la température de l'abdomen présentait cette élévation extraordinaire que j'ai précédemment signalée. Si la maladie commençait avec de la diarrhée, ce qui a eu lieu plusieurs fois; j'appliquais les ventouses scarifiées sur le trajet du gros intestin, et leur emploi était toujours suivi de succès. Placées à la nuque elles réussissaient bien mieux que les sangsues à calmer les signes de congestion cérébrale qui se manifestaient pendant les deux premiers jours qui suivaient l'invasion. Au reste, je ne saurais trop recommander les ventouses scarifiées, c'est un moyen puissant, le seul peut-être, qu'on puisse employer indistinctement dans toutes les formes, et dans les diverses périodes de la fièvre jaune. Il est rare, en effet, qu'il ne soit pas possible d'y avoir recours quelle que soit la tendance du malade à tomber dans la prostration, et il importe seulement d'en user avec modération et en temps opportun. Plus d'un matelot, j'ai pu m'en assurer, n'a dû son salut qu'à une application de ventouses scarifiées faite à propos.

En France, on use peu des ventouses scarifiées, et on leur préfère les sangsues dans presque tous les cas, bien qu'on ne puisse étabir aucune comparaison entre ces deux moyens sous le rapport de l'efficacité, et surtout de l'énergie. En effet, les ventouses scarifiées, outre qu'elles procurent une abondante saignée locale, produisent toujours une révulsion énergique qui ne peut qu'être très avantageuse, et qui est bien supérieure à l'irritation locale déterminée par les piqûres de sangsues; au lieu d'employer le papier, l'étoupe et autres combustibles de ce genre pour raréfier l'air, on se sert aux colonies d'alcool à 32°, dont la combustion détermine un vide beaucoup moins incomplet et triple l'action de la ventouse ; placée de cette manière sur une surface scarifiée, elle peut soustraire jusqu'à trois onces de sang à la fois. On jugera des effets promptement favorables qui résultaient chez mes malades de l'application des ventouses scarifiées, lorsqu'on saura que je n'en mettais jamais moins de douze sur l'abdomen, de trois à la nuque et que je renouvellais presque toujours cette application dans les vingt-quatre heures.

Aux saignées générales et locales je joignais l'emploi des lavements purgatifs, que je composais avec le sulfate de soude, la casse et l'extrait de coloquinte ; j'employais aussi parfois l'eau de mer. Les lavements purgatifs m'ont paru indiqués non-seulement au début de la fièvre jaune, mais encore pendant toute sa durée et tant que la constipation persiste ; leurs effets s'associent du reste avantageusement à ceux des rubéfians et des vésicans. J'étais obligé d'y avoir recours long-temps après que la convalescence avait commencé, car la constipation était de tous les symptômes que j'avais à combattre, le plus opiniâtre et le plus fatigant. Les lavements ordinaires sont sans action contre elle, et il en est souvent ainsi des laxatifs. Pendant ma convalescence j'ai pris jusqu'à 128 grammes d'huile de ricin dans les vingt-quatre heures sans pouvoir obtenir une selle, il fallut recourir aux lavements avec l'extrait de coloquinte qui amenèrent promptement l'effet désiré.

Après les lavements purgatifs venaient les sinapismes, aux extrêmités les applications réfrigérantes sur l'abdomen et sur la tête; ce dernier moyen que j'employais à l'exemple du docteur Bellot, produisait de si bons effets que les malades tenant essentiellement à son application la réclamaient avec instance. Les réfrigérans diminuent en effet beaucoup, et font même cesser la cephalalgie, et cette chaleur brûlante de l'abdomen dont il a été déjà question. Imbu de l'idée qu'il importe beaucoup dans la fièvre jaune de favoriser les sueurs, je n'eus recours d'abord qu'avec défiance aux applications réfrigérantes; mais je ne tardai pas à reconnaître qu'elles n'empêchaient nullement l'établissement de la moiteur et je les employai dès-lors, d'autant plus volontiers qu'elles amenaient un grand soulagement. Que pouvais-je opposer d'ailleurs à la longue expérience de M. Bellot, qui m'avait recommandé ce moyen et l'avait employé fréquemment sous mes yeux avec succès. Je n'ai jamais vu ce médecin chercher à provoquer les sueurs chez ses malades; après la saignée il les faisait coucher dans leurs lits où ils les laissait enveloppés d'un simple drap, regardant comme peu rationnel de les couvrir davantage dans une affection comme la fièvre jaune. Il fallait s'efforcer au contraire, disait-il, de soustraire au corps la plus grande quantité possible de calorique; fidèle à cette théorie, il employait les applications de glace chez tous ses malades.

Tels étaient les moyens que j'employais à la fois au moment même de l'invasion et dont l'effet silmultané arrêtait le plus souvent la marche de la maladie et amenait promptement une terminaison heureuse. Mais il n'en était pas toujours ainsi et quelquefois malgré une médication énergique, les symptômes continuaient à s'aggraver et le malade tombait dans la prostration ou dans un état ataxique qui m'inspirait de vives inquiétudes. J'avais alors recours aux révulsifs appliqués à la nuque, à l'épigastre, sur les membres. J'ai employé ainsi tour-à-tour les cantharides, l'ammoniaque, la moutarde, la pommade stibiée, et jusqu'à l'eau bouillante n'ayant plus en ma possession que ce dernier moyen de vésication. Les effets des révulsifs ont été souvent merveilleux et je les crois bien plus susceptibles que les excitans intérieurs, de combattre avantageusement la période de *collapsus* de la fièvre jaune ; je ferai connaître plus bas les faits sur lesquels je fonde cette opinion. J'ai vu des malades arrivés à la dernière période de la fièvre jaune et chez lesquels s'étaient manifestés en même temps l'ictère et un délire furieux, guérir comme par enchantement sous l'influence d'une médication révulsive énergique. En un mot cette médication est héroïque et mérite une haute confiance dans le traitement de la fièvre jaune ; je n'en ai retiré que de bons effets à bord de la *Caravane*, et je n'ai à lui reprocher d'autre inconvénient que celui d'occasionner quelques souffrances aux malades et de prolonger un peu la convalescence. Je dois dire cependant que j'ai vainement cherché à prévenir ou à arrêter le vomissement noir par l'application d'un vésicatoire à l'épigastre. Ce fâcheux symptôme est au dessus des ressources de l'art.

J'arrive à dire quelques mots sur la diète de boisson, et sur l'emploi intérieur du camphre et de l'acétate d'ammoniaque ; j'ai voulu traiter ensemble ces divers moyens de médication afin de faire ressortir certains inconvéniens qui résultent de leur emploi simultané.

Plein de respect pour l'expérience des médecins qui ont écrit sur la fièvre jaune, j'ai employé chez le plus grand nombre de mes malades la diète absolue de boisson. Tout en convenant des avantages quelle présente dans certains cas, j'ai été forcé de reconnaître qu'elle est souvent nuisible et qu'elle peut déterminer les plus graves accidents. En effet, la diète de boisson est efficace lorsque des signes d'irritation gastrique existent dès le début, et que le vomissement noir est imminent; mais il s'en faut beaucoup que cette circonstance soit fréquente, et la susceptibilité de l'estomac est loin d'être toujours aussi prononcée dans la fièvre jaune. J'ai vu un grand nombre de sujets succomber à cette maladie vers le quatrième ou le cinquième jour sans avoir eu ni nausées ni vomissemens; nul doute qu'il n'existe certaines formes de la fièvre jaune dans lesquelles on peut faire boire impunément les malades, et je l'ai tenté dans douze ou quinze cas qui se sont terminés par la guérison. Les fâcheux symptômes dont le développement suit parfois de près l'introduction des liquides dans l'estomac, ne surviennent jamais au début de la fièvre jaune mais seulement deux ou trois jours après l'invasion et chez les individus en particulier qui ont été soumis dabord à la diète de boisson. Il est donc naturel de penser que cette dernière par cela même qu'elle déshabitue l'estomac de l'impression des liquides, est la cause essentielle de la susceptibilité extrême qu'acquiert tout-à-coup cet organe. Peut-être même que cette susceptibilité ne se manifesterait pas si les malades buvaient avec précaution ce qui n'a jamais lieu car la crainte d'être découvert et celle de ne plus retrouver l'occasion de satisfaire leur soif, portent ces malheureux à boire avec précipitation et excès. Faut-il s'étonner que des vomissements surviennent chez des individus qui avalent en quelques minutes trois ou quatre litres d'eau froide ; (ce fait a eu lieu à bord de la *Caravane.*) L'estomac le mieux disposé supporterait-il impunément une pareille dose de liquide ? Au reste la diète de boisson n'est pas il faut en convenir un moyen qu'on puisse appeler physiologique, et je pense que son observation rigoureuse provoque chez certains sujets le développement des phénomènes ataxiques. Le gargarisme auquel on a recours pour tromper la soif ne remplit qu'imparfaitement ce but, (je l'ai éprouvé moi-même.) et on ne tarde pas à tomber dans un état d'irritation nerveuse qui ne peut qu'avoir de graves résultats. Bientôt la sensation de la soif devient tellement impérieuse et le désir de la satisfaire tellement ardent, que la crainte de la mort ne suffit pas toujours pour arrêter les malades ; ils boivent et paient leur imprudence de leur vie. Mais ces inconvéniens ne sont pas les seuls que je reproche à la diète de boisson ;

Le camphre et l'acétate d'ammoniaque recommandés contre la période de *collapsus* de la fièvre jaune m'ont paru peu avantageux et même nuisibles pendant toute l'épidémie bien qu'ils fussent administrés avec beaucoup de précaution. Ils avaient pour effet presque constant l'apparition d'une douleur brûlante à l'épigastre, et des vomissemens bruns ou noirs. Ces accidens me surprirent dabord, mais l'observation ne tarda pas à me suggérer qu'ils étaient nécessaires; en effet administrées dans la dernière période de la fièvre jaune les potions excitantes ne pouvaient être supportées par le ventricule, que la privation absolue de boisson pendant deux ou trois jours avait rendu éminemment irritable; de là les vomissements, la douleur épigastrique, etc. Les partisans exclusifs de la diète de boisson me semblent en contradiction avec eux-mêmes lorsqu'ils la rompent tout-à-coup pour administrer une potion excitante, car si l'ingestion de quelques gouttes de tisane suffit pour provoquer le vomissement, que n'a-t-on pas à craindre de l'action d'un liquide doué de propriétés irritantes.

Bien convaincu des mauvais effets des excitans intérieurs, je ne tardai pas à les abandonner tout à fait pour m'en tenir exclusivement aux révulsifs de la peau, et du gros intestin. Je dois avouer au reste que je n'ai jamais employé les excitans avec confiance, leur administration exige une surveillance attentive, j'ai failli rechuter pour m'être hasardé à boire un peu d'eau rougie au commencement de ma convalescence, et tout le monde a été témoin à bord de la fin misérable d'un de nos domestiques, du nommé Gréfeuil. Ce malheureux qui était convalescent, que j'avais même autorisé à prendre quelques légers aliments, eut l'imprudence de boire le quart d'un verre de vin qu'il était parvenu à se procurer, une rechute eut lieu, un délire furieux se déclara et la mort termina la scène dans les vingt-quatre heures. Il ne faut jamais perdre de vue que l'irritabilité nerveuse est toujours exagérée chez les individus qui ont eu la fièvre jaune et qu'il convient par conséquent d'éloigner toutes les causes qui peuvent la réveiller.

Je crois pouvoir conclure de ce que j'ai observé sur la diète de boisson, que ce moyen a besoin d'être étudié et expérimenté encore pendant quelque temps afin qu'on puisse le juger à sa juste valeur ; qu'il paraît entrer pour beaucoup dans le développement de cette susceptibilité extrême de l'estomac qu'on observe parfois dans la fièvre jaune ; que sa violation expose le malade à des dangers certains qu'il convient de prendre en considération ; enfin que son emploi contre-indique celui des excitans et des toniques dans la période de *collapsus* de la fièvre jaune et oblige à renoncer ainsi à des agens thérapeutiques auxquels il peut être utile de recourir dans certains cas.

Je n'ai employé les préparations de quinquina que dans les cas de fièvre jaune que j'ai traités à mon départ de la Martinique et qui affectèrent ainsi que je l'ai dit plus haut le type intermittent; l'administration de sulfate de quinine en potion ou en pilules avait quelques inconvénients, et certains malades le rejettaient avec promptitude; toutes les fois que la langue était rouge sur les bords, j'évitais autant que possible de donner cet alcaloïde autrement qu'en lavement; j'avais soin dans ce dernier cas de forcer un peu la dose afin d'être plus sûr de l'effet. Je débarassais d'abord l'intestin des matières fécales à l'aide d'un lavement purgatif et lorsque j'avais préparé la muqueuse à recevoir l'impression du remède, je l'administrais dans un demi quart de lavement émollient. Pendant la traversée de la Havane à Brest, je n'eus plus occasion de donner le sulfate de quinine comme antipyrétique la maladie ayant pris alors un tout autre caractère et affectant le type continu. J'essayai plusieurs fois, mais sans succès, les lavemens de décoction de quinquina contre la diarrhée noire et les hémorrhagies anales passives, rien ne parut agir contre ces terribles symptômes et leur apparition fut toujours le signe d'une mort prochaine.

J'ai eu recours avec avantage chez quelques

malades à l'administration du nitrate de potasse. L'action particulière de ce sel sur les reins était évidemment utile. mais la gène que m'imposait la diète de boisson, la frayeur que m'inspirait sa violation, m'obligèrent à y renoncer. Les mêmes motifs m'ont toujours empêché d'essayer des potions antispasmodiques dont j'aurais peut être pu retirer quelques bons effets lorsque l'apparition d'accidens nerveux graves en indiquait l'emploi.

Je n'ai jamais retiré aucun avantage de l'emploi des potions laxatives, elles fatiguent toujours trop l'estomac et facilitent le vomissement, aussi ne les ai-je employées que dans un très petit nombre de cas.

Il ne me reste plus qu'à indiquer brièvement les moyens auxquels on doit recourir pour faire avorter la fièvre jaune, lorsque cette maladie encore en incubation ne signale son existence que par quelques dérangemens assez légers, qui échappent facilement à l'observation.

La fièvre jaune éclate souvent sans prodromes, mais quelquefois aussi, elle est précédée par les symptômes suivans: tête lourde, fatigue générale, insómnie ou sommeil agité par de mauvais rêves, constipation, langue blanche, anoréxie, haleine fétide. J'ai vu ces symptômes persister cinq à six jours chez certains sujets et la fièvre jaune éclater ensuite; il est souvent possible de la prévenir en soumettant le malade à une diète absolue et en employant journellement les pédilaves sinapisés et les lavemens purgatifs. Parmi les individus qui ont ainsi échappé à la fièvre jaune à bord de la *Caravane*, je citerai le sieur Trabot chef de timonnerie qui est sujet depuis cette époque à des douleurs lombaires périodiques qui le font fréquemment recourir à mes conseils. J'ajouterai que quelques médecins pensent que les Européens sont définitivement acclimatés lorsque la maladie des Antilles a avorté chez eux à l'aide du traitement prophylactique que je viens d'indiquer. J'ignore jusqu'à quel point leur opinion est fondée.

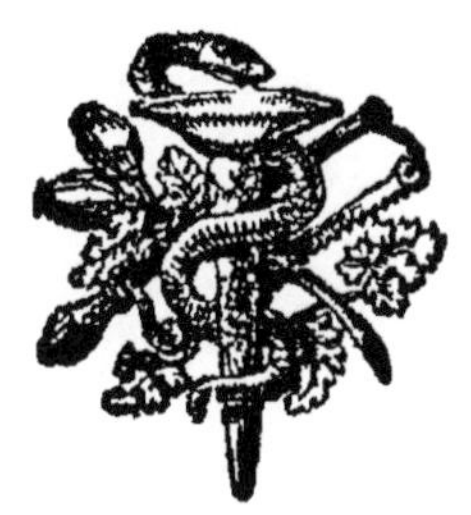

PIÈCES JUSTIFICATIVES.

RAPPORT

DE

la Commission Médicale

DE BREST.

Nous soussignés, docteurs en médecine, composant la commission médicale nommée en vertu des ordres de M. le Ministre de la marine, pour constater authentiquement les deux cas de fièvre jaune déclarés à bord de la corvette de charge la *Caravane*, nous sommes transportés ce jour, 30 juin, à quatre heures du soir au Lazaret de Trébéron, ou nous avons remis à M. le capitaine du Lazaret et à M. Bertulus, chirurgien-major de la *Caravane*, chargé du service de l'hôpital quarantainaire, les instructions spéciales de l'intendance sanitaire sur la marche que devait suivre la commission dans l'investigation des faits qu'elle avait à constater. Nous avons ensuite été conduits à l'entrée de la salle en nous conformant à toutes les mesures de police sanitaire prescrites. Là, nous avons interrogé M. Bertulus particulièrement sur les faits relatifs au premier cas développé dans la nuit du 21 au 22 juin, et il nous a tracé comme nous le rapportons ci-dessous la marche et le traitement de la maladie.

Le nommé Ségone, matelot de troisième classe, tempérament bilieux sanguin, vingt-six ans, est entré à l'hôpital du bord le 21 juin, il présentait les symptômes suivans : air de stupeur, douleurs vagues dans les membres, cephalalgie sus orbitaire, injection des conjonctives, langue blanche, fétidité très grande de l'haleine, soif vive, peau chaude et sèche, brûlante à la région abdominale, battements très prononcés du tronc cœliaque, pouls fréquent mais petit et peu développé, constipation.

Prescription. — Diète absolue de boisson, 12 ventouses scarifiées sur l'abdomen, 3 à la nuque, lavement avec 64 grammes de sulfate de soude, gargarisme avec l'oxycrat, fomentations émollientes sur l'abdomen, sinapismes aux pieds.

22. Céphalalgie diminuée, conjonctives moins rouges même état du reste, le lavement a amené deux selles.

Prescription. — Réapplication de 12 ventouses scarifiées sur l'abdomen, continuation des fomentations et des sinapismes, lavement purgatif.

Vers le soir, le pouls paraît se relever et j'observe une légère moiteur à la peau, mais ces symptômes ne durent pas long-temps, la peau se sèche de nouveau et la langue prend vers sa base une teinte noire.

23. Assoupissement, parole lente, articulation des mots difficiles, langue fuligineuse, peau froide excepté à l'abdomen qui conserve toujours beaucoup de chaleur, odeur cadavéreuse et caractéristique, soif ardente, pouls petit concentré

parfois inappréciable, battements épigastriques plus faibles, pas de selle.

Prescription. — Vésicatoires aux jambes et à la nuque, continuation du gargarisme et des fomentations, lavement purgatif.

Dans la même journée, la prostration augmente et le facies du malade s'altère de plus en plus; une teinte ictérique légère se manifeste sur la conjonctive, les dents et les lèvres se couvrent d'un enduit fuligineux; la soif devient intolérable, *sinapismes aux extrémités.*

24. Les révulsifs ont produits d'excellents effets; physionomie plus naturelle, parole plus facile, soif moins vive, peau plus chaude, pouls moins petit, persistance des battements épigastriques, même état de la langue, une selle.

Prescription. — Tisane d'orge sucrée chaude, à prendre par cuillerées, lavement et fomentations emolliens.

25. L'amélioration continue, la langue commence à se nettoyer, appétit, pouls plus développé, moiteur à la peau, une selle de matières noires et fétides.

Prescription. — Tisane d'orge sucrée, lavement émollient.

26. Langue presque nette, peau fraîche et moite, pouls régulier, persistance des battemens cœliaques, une selle.

27. Convalescence

Après ces déclarations le malade nous a été présenté à l'entrée de la salle et à la distance déterminée par les réglemens sanitaires, nous l'avons questionné sur toutes les circonstances de sa maladie et toutes ses réponses ont confirmé ce que nous avait déjà déclaré le chirurgien major; cet homme maintenant hors de danger porte encore sur sa physionomie les traces d'une affection grave et profonde.

Relativement au deuxième cas survenu le 24 juin, M. Bertulus, nous a fait connaître que les symptômes d'invasion de la fièvre jaune s'étaient manifestés chez cet homme avec assez d'intensité, mais qu'ils avaient cédé complètement dès le lendemain à la médication énergique qui avait été mise en usage. Ce malade qui nous a également été présenté était en pleine convalescence.

En examinant avec attention les faits relatifs à ces deux hommes, nous voyons que le premier a eu une affection grave qui a compromis son existence; les symptômes d'invasion de sa maladie sont ceux que l'on remarque le plus souvent dans la fièvre-jaune ; mais que l'on peut rencontrer aussi dans d'autres maladies. Ce malade n'a pas présenté les signes pathognomoniques du typhus d'Amérique si ce n'est une légère teinte ictérique de la conjonctive, et des battements prononcés du tronc cœliaque. Mais on sait que la teinte ictérique générale, les hémorrhagies passives, le vomissement noir, qui constituent le plus haut degré de la fièvre jaune, ne se montrent le plus souvent que du deuxième au quatrième jour et qu'un traitement aussi énergique que celui qu'on a fait subir au malade dont il s'agit, a pu prévenir leur développement et modifier enrayer la marche de la maladie.

Quoique cet homme n'ait pas présenté au Lazarêt des signes de fièvre jaune confirmée, nous pensons cependant que s'il était resté à bord de la *Caravane* où il existe un foyer d'infection, la maladie eut été plus grave, plus rebelle aux moyens employés pour la combattre et aurait offert probablement les caractères tranchés de la fièvre jaune. Nous sommes portés à émettre cette opinion par la connaissance des faits qui se sont passés à bord de la *Caravane*, pendant sa traversée des Antilles à Brest, et surtout depuis que ce bâtiment a quitté les régions intertropicales.

La corvette entre à Brest le 21 juin, après avoir perdu 27 hommes, (en comptant depuis la Havanne.) les 15, 16, et 17 juin, trois hommes meurent après quatre ou cinq jours de maladie; la température ne devait pas différer beaucoup alors de celle qui régnait à Brest le 21 juin. L'homme qui succombe le 17 a des vomissemens noirs, c'est une fièvre jaune; il n'y a pas de doute pour tous ceux qui sont morts avant cette époque, puisqu'un malade enlevé en six jours le 11 juin, avait présenté des déjections noires, une suffusion ictérique et des hémorrhagies passives. (déclaration de M. Bertulus.) Ceux qui succombent les 15 et 16 juin, n'ont ni vomissemens noirs ni hémorrhagies passives, chez eux les phénomènes ataxiques prédominent, mais tout porte à croire que la maladie est la même que celle qui a fait périr un homme deux jours auparavant.

D'après ces faits il nous paraît naturel d'admettre, que le 21 juin, quatre jours après le dernier décès, la même affection a pu se déclarer chez un homme placé dans les mêmes conditions, et qui de plus atteint d'un panaris, séjournait depuis deux jours à l'hôpital du bord, principal foyer d'infection, et où d'après la déclaration de M. Bertulus, il se couchait sur un lit ayant servi a plusieurs hommes qui avaient succombé pendant la traversée. Quant au malade dont l'affection a été enrayée à son début, il ne nous a rien présenté qui ait pu nous faire penser qu'il ait eu la fièvre jaune.

M. Bertulus nous a ensuite fait connaître qu'il recevait jouruellement de la *Caravane* des hommes atteints d'affections variées, aux quelles les causes morbifiques qui existent à bord de la *Caravane* semblaient imprimer leur influence il nous en a présenté un entré la veille, avec une céphalalgie violente, douleur dorsale, battemens très-forts du tronc cœliaque, chaleur vive à la peau, douleur à la région du foie, respiration anxieuse sans toux ni expectoration; une large saignée, une application de sangsues sur l'hypocondre droit, quatre vésicatoires, un lavement purgatif avaient apporté une grande amélioration dans l'état de cet homme·

D'après ces derniers renseignemens et quoiqu'il ne soit pas dans notre mission de nous occuper des mesures hygiéniques que réclame l'état sanitaire de la *Caravane*, nous pensons qu'il est urgent de procéder le plus tôt possible, surtout avant son admission à la libre pratique, à la désinfection complète de ce bâtiment, dont l'occupation par des hommes étrangers au bord ne serait pas sans danger.

Fait à Brest le 30 *juin* 1839.

Les membres de la commission médicale, signé,

MOLLET, docteur médecin, médecin en chef de l'Hôtel-Dieu.

POTEL, chirurgien de première classe de la marine.

MIRIEL, docteur médecin, médecin de l'intendance sanitaire.

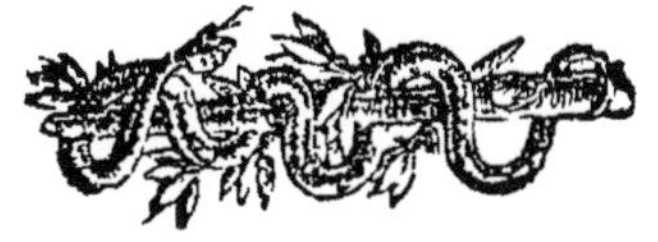

BATEAU A VAPEUR

LE

MÉTÉORE.

ORDRE.

D'après la demande de M. le commandant de la corvette la *Caravane*, une commission composée de MM.

RAYNAUD, chirurgien du *Volcan*,

BERTULUS, chirurgien de la *Caravane*,

FRIOT, chirurgien du *Météore*.

Se réunira aujourd'hui à 11 heures du matin à bord de la *Caravane*, pour constater l'état sanitaire de ce navire, et proposer les moyens qu'elle jugera convenables pour détruire le foyer d'infection qui existe à bord de ce bâtiment, et diminuer autant que possible l'intensité de la maladie.

Le rapport de la commission me sera remis aujourd'hui même avant trois heures du soir.

Havane, 14 *mai* 1839.

Le capitaine de corvette, signé;

BARBOTIN.

RAPPORT

DE

LA COMMISSION ASSEMBLÉE

A LA HAVANE.

Commandant,

La commission que vous avez nommée après s'être réunie à bord de la *Caravane*, et avoir examiné les localités, a jugé vu l'état d'encombrement dans lequel se trouve ce navire, qu'il serait imprudent de laisser un si grand nombre d'hommes réunis daus un espace aussi resserré et placés sous l'influence d'une épidémie de fièvre jaune que l'intensité des chaleurs doit rendre de jour en jour plus meurtrière.

En conséquence nous déclarons qu'il est urgent de faire débarquer le plus tôt possible tous les passagers militaires ; cette mesure est d'autant plus urgente, que la fièvre jaune a déjà frappé 21 hommes depuis le départ de la *Caravane*, des Antilles françaises.

Nous pensons en outre qu'après avoir débarqué ses passagers et ses malades, le commandant de la *Caravane* doit prendre la mer et gagner le nord le plus promptement possible. Ce moyen peut seul faire espérer de voir la santé de l'équipage s'améliorer.

Quant aux mesures a prendre pour assainir et purifier l'intérieur de la *Caravane*, la commission les confie aux lumières du chirurgien-major.

A bord de la Caravane le 14 *mai* 1839.

Signé RAYNAUD, BERTULUS, FRIOT.

PREMIÈRE OBSERVATION.

LATITUDE DE LA GUADELOUPE,

Température de 22 degrès réaumuriens.

Le nommé BICHET, *soldat à la première compagnie du deuxième régiment de marine âgé de* 24 *ans, tempérament bilieux sanguin.*

SYMPTOMES.	MEDICATION.
17 *avril* 1839.	17 *Avril* 1839.
Cephalalgie peu intense, douleurs lombaires, langue blanche au centre, rouge sur les bords, haleine fétide, soif vive, peau sèche et brûlante, abdomen insensible à la pression, battements cœliaques intenses, pouls plein et fréquent, constipation.	Diète, saignée du bras de 16 onces, limonade citrique, 40 sangsues sur l'abdomen, lavement avec 48 grammes, sulfate de soude.
Dans la soirée, moiteur à la peau, faciès plus naturel, pouls large et souple, selles nombreuses et fétides.	Lavement avec 40 grains de sulfate de quinine, potion gommeuse avec sulfate de

SYMPTOMES.	MEDICATION.
	quinine, grains 20, à prendre par cuillerées d'heure en heure.
18.	18.
Apyrexie.	Continuation de la potion.
19.	19
Cephalalgie intense, peau sèche et brûlante, douleur à la région hépatique augmentant par la pression, articulation des mots difficile, légère incohérence dans les idées, assoupissement.	Limonade citrique 20 sangsues à la région du foie, 16 aux jugulaires, vésicatoires aux jambes, fomentations émollientes sur l'abdomen, compresses froides sur la tête, lavement purgatif.
L'intermission ne se prononce pas, la peau reste sèche; à 5 heures du soir, teinte ictérique de la conjonctive, délire, suppression des urines.	Sinapismes aux pieds.
20.	20.
Délire continuel, carphologie, vomissements bilieux d'abord, ensuite noirs, *mort à midi.* Au moment de la	Vésicatoires aux cuisses et à la nuque, sinapismes aux pieds

SYMPTOMES.	MEDICATION.
mort, la suffusion ictérique devient générale, et de larges ecchymoses se manifestant sur le corps, la putréfaction est presque instantanée.	

DEUXIEME OBSERVATION·

LATITUDE DE LA HAVANE,

Température variable de 19 à 22 dégrés réaumuriens.

Le nommé BOYER, *matelot, tempérament bilieux sanguin, âgé de 25 ans.*

SYMPTOMES.	MEDICATION.
14 *mai* 1839.	14 *mai* 1839.
Air de stupeur, rougeur des conjonctives, cephalalgie atroce, langue blanche, haleine fétide, douleurs vives dans les membres et aux lombes, soif vive, peau sèche et brûlante, battements épigastriques appréciables à la vue, pouls dur et fréquent, constipation.	Diète de boisson, saignée du pied ad deliquium, 12 ventouses scarifiées sur l'abdomen, 4 à la nuque, sinapismes aux pieds, applications froides sur la tête et sur le ventre, lavement avec l'extrait de coloquinte.
Le soir, le lavement n'a	Réapplication des

SYMPTOMES.	MEDICATION.
pas été rendu, même état.	ventouses scarifiées, continuation des autres moyens moins la saignée,
15.	15.
Altération profonde de la physionomie, mouvements convulsifs des muscles de la face et surtout des lèvres, langue sèche et fuligineuse, persistance des battements cœliaques, sécheresse extrême de la peau, pas de selle.	Vésicatoires aux jambes et à la nuque, continuation des applications froides et de la diète de boisson, lavement avec l'extrait de coloquinte.
16.	16.
Etat général de prostration, ictère de la conjonctive, même état de la langue, peau moins chaude excepté vers l'abdomen, battements cœliaques toujours intenses, pouls petit, mais dur et fréquent, une selle peu abondante de matières noires, fétides comme calcinées.	Continuation des réfrigérans, sinapismes aux pieds, potion avec camphre — gr. vj, acét d'ammoniaque — 3 gros nit. de potasse gr. xx, eau d'orge — 6. onc. sirop q. s. par cuillerées toutes les demie heures, lavement laxatif.
17.	17.
Suffusion ictérique géné-	Sinapismes aux pieds

SYMPTOMES.	MEDICATION.
ale, douleur brûlante à l'épigastre, nausées, vomissements de matières semblables à de la suie délayée, odeur cadavéreuse et caractéristique, pouls presque insensible. Pendant la nuit délire, mort le 18, à 8 heures du matin.	pieds à demeure, pommade stibiée à l'épigastre.

TROISIEME OBSERVATION.

HAUTEUR DE TERRE NEUVE,

Température variable de 15 à 10 degrés réaumuriens.

NURRY, *matelot de troisième classe, tempérament sanguin, âgé de 26 ans.*

SYMPTOMES.	MEDICATION.
5 *juin* 1839.	5 *juin* 1839.
Douleurs atroces dans les membres et à la région lombaire, air de stupeur, injection des conjonctives, haleine fétide, cephalalgie sus orbitaire intense, soif vive, nausées, peau sèche et brûlante, battements exagérés du tronc cœliaque, pouls	Diète de boisson, saignée du pied de 30 onces, 12 ventouses scarifiées sur l'abdomen, 4 à la nuque, applications froides sur la tête et sur l'abdomen, lavement purgatif, si-

SYMPTOMES.	MEDICATION.
dur et fréquent, constipation.	napismes aux pieds.
6.	6.
Même état du pouls, altération profonde de la physionomie, soif ardente, nausées, vomissements bilieux, douleur atroce à la région épigastrique, constipation.	Réapplication des ventouses scarifiées et continuation des autres moyens moins la saignée.
Le soir, délire, suppression des urines, faciès caractéristique.	Vésicatoires aux jambes et à la nuque potion camphrée et nitrée.
7.	7.
Le délire n'a pas cessé, ictère de la conjonctive, et bientôt de tout le corps, langue sèche et noire, carphologie, odeur cadavéreuse peau froide, pouls insensible, mort.	Continuation de la potion, sinapismes aux jambes.

QUATRIEME OBSERVATION.

HAUTEUR DE TERRE NEUVE,

Température variable de 14 à 10 degrés réaumuriens.

TOUSTENS, *matelot de troisième classe, âgé de 22 ans, tempérament sanguin.*

SYMPTOMES.	MEDICATION.
4 juin 1839.	*4 juin* 1839.
Air de stupeur, injection légère des conjonctives, douleurs lombaires vives, langue blanche, haleine d'une extrême fétidité, soif intense chaleur et sécheresse de la peau, battements cœliaques très developpés, pouls dur fréquent, offrant un peu de plénitude, constipation.	Diète de boisson, saignée du bras de 30 onces, 12 ventouses scarifiées sur l'abdomen, 3 à la nuque, lavement avec la coloquinte, applications froides sur l'abdomen, sinapismes aux pieds.
5.	5.
Tête presque libre, faciès plus naturel, peau toujours sèche, persistance des battements épigastriques, pouls moins dur, une selle peu copieuse.	12 ventouses scarifiées sur l'abdomen, et continuation des autres moyens moins la saignée.

SYMPTOMES.	MEDICATION.
Le soir, une légère moiteur semble vouloir s'établir, mais le malade, qu'une soif ardente presse, viole la diète de boisson et se gorge de tisane froide.	
6.	6.
Malgré mes avertissemens le malade continue à boire de la tisane froide qu'il dérobe à ses voisins, langue sèche et noire à sa base, soif ardente, odeur fétide, vomissements bilieux, pouls petit et fréquent, douleur épigastrique intense, augmentant par la pression, chaleur abdominale très vive, plusieurs selles liquides, noires et fétides.	Vésicatoires aux jambes, fomentations émollientes sur l'abdomen, lavement avec la décoction de tête de pavot et de graine de lin.
7.	7.
Même état, physionomie caractéristique, hémorragie anale passive.	Application à l'épigastre de la pommade ammoniacale, sinapismes aux pieds, lavement avec la décoction de quinquina.
8.	8,
Etat général de prostra-	Vésicatoires aux

SYMPTOMES.	MEDICATION.
tion, même caractère des selles, ictère, pouls filiforme, cessation des vomissements.	cuisses, sinapismes aux pieds, lavement avec la décoction de quina.
9.	9.
Teinte ictérique générale, refroidissement des extrêmités, pouls insensible, mort dans la nuit, le malade conserve son intelligence jusqu'à la fin.	

CINQUIEME OBSERVATION

46° DE LATITUDE BORÉALE

Température de 10 degrés du thermomètre Réaumur.

Le nommé LABATUT, *infirmier, tempérament bilieux, âgé de 22 ans.*

SYMPTOMES.	MEDICATION.
10 *juin* 1839.	10 *juin* 1839.
Air de stupeur, face pâle, injection légère des conjonctives, langue blanche impregnée de l'odeur caractéristique, cephalalgie sus orbitaire intense, soif vive,	Diète de boisson, gargarisme avec l'oxycrat, saignée du bras de 16 onces, 12 ventouses scarifiées sur l'abdomen, 4 à la

SYMPTOMES.	MEDICATION.
nausées, douleurs lombaires, peau sèche surtout à la région abdominale, battemens cœliaques appréciables à la vuè, pouls plein et fréquent, constipation.	nuque, sinapismes aux pieds, lavement purgatif, fomentations émollientes sur l'abdomen.
11.	11.
Cephalalgie moins vive, vomissement bilieux, pouls moins plein, mais toujours dur, deux selles, même état du reste.	Même médication moins la saignée générale.
12.	12.
Violation de la diète de boisson, faciès altéré, langue sèche, soif inextinguible, douleur épigastrique intense, persistance des vomissements, pouls petit et dur, deux selles liquides et noires.	Vésicatoires aux jambes, pommade stibiée à l'épigastre lavement et fomentations émollieus.
13.	13.
Ictère, faciès caractéristique, vomissements bruns, même état des selles, langue noire et sèche, suppression des urines, pouls filiforme, persistance des battements cœliaques.	Sinapismes aux pieds, lavement avec la décoction de quina, frictions camphrées à la surface du corps, continuation des fomentations

SYMPTOMES.	MEDICATION.
	émollientes.
14.	14.
Intelligence nette, odeur fétide, cessation des vomissements, douleurs épigastriques brûlantes, absence du pouls radial, pressentiments funestes, mort à minuit.	Vésicatoires aux cuisses et continuation des autres moyens.

SIXIEME OBSERVATION,

47° DE LATITUDE BORÉALE,

Température de 14 dégrés du thermomètre de Réaumur.

Le nommé PARESSE, *matelot, tempérament bilieux.*

SYMPTOMES.	MEDICATION.
15 *juin* 1839.	13 *juin*, 1839.
Air de stupeur, face pâle, cephalalgie légère, coloration peu marquée des conjonctives, douleurs lombaires, langue blanche, haleine fétide, peau chaude et sèche brûlante à l'abdomen, battements cœliaques violents, pouls dur et fréquent, constipation.	Diète de boisson, saignée du pied de 12 onces, sinapismes aux extrémités, fomentations émollientes sur l'abdomen, lavement avec l'eau de mer.

SYMPTOMES.	MEDICATION.
Deux heures après la saignée le pouls se développe mais la peau reste sèhe.	12 Ventouses scarifiées sur l'abdomen.
14.	14.
Physionomie caractéristique, mouvements convulsifs des lèvres, langue presque sèche, soif ardente, nausées, vomissements bilieux, douleur profonde à l'épigastre, tendance générale à la prostration, sécheresse de la peau, pouls petit, une selle par le lavement.	Vésicatoires aux jambes.
15.	15.
Suppression des urines, langue sèche et fuligineuse, peau presque froide excepté à l'abdomen, les vomissements s'éloignent, pouls petit et concentré, même état du reste, pas de selle.	Sinapismes aux pieds, application de pommade stibiée à l'épigastre, fomentations émollientes sur l'abdomen, lavement avec l'eau de mer.
16.	16.
Prostration générale, ictère de la conjonctive, odeur caractéristique, vomissements de matières noires, douleur épigastrique, atroce	Vésicatoires aux cuisses, lavement avec la décoction de quinquina, frictions camphrées.

SYMPTOMES.	MEDICATION.
hémorragie, anale passive.	

Mort le 17 juin, quatre jours avant notre arrivée à Brest.

SEPTIEME OBSERVATION.

LAZARET DE BREST.

CORRIUBLE, *soldat au deuxième régiment de marine, tempérament sanguin.*

SYMPTOMES.	MEDICATION.
27 *juin* 1839.	27 *juin* 1839.
Douleurs vives dans les membres et à la région lombaire, face vultueuse, conjonctives très injectées, cephalalgie sus-orbitaire atroce, langue blanche, haleine fétide impregnée de l'odeur caractéristique, soif ardente nausées, peau sèche et chaude, brûlante à l'abdomen, battements épigastriques appréciables à la vue, douleur s'étendant du rebord des fausses côtes droites à la région hépatique	Diète, tisane d'orge sucrée, saignée du bras de 30. onces, 8 ventouses scarifiées sur l'abdomen, fomentations émollientes, sinapismes aux pieds, lavement purgatif.

SYMPTOMES	MEDICATION.
pouls plein, fréquent et dur, constipation.	
28.	28.
La face est encore rouge, ainsi que les conjonctives, moins de cephalalgie, les nausées s'éloignent, un peu de moiteur à la peau, même état des battements cœliaques, pouls fréquent et plein, mais sans dureté, une selle par le lavement.	40 Sangsues reparties entre l'épigastre et l'hypocondre droit, vésicatoires aux jambes et à la nuque, lavement purgatif et continuation des fomentations.
29.	29.
Cephalalgie presque nulle, langue blanche et humide, plus de nausées ni de douleur lombaire, même état du pouls, une selle.	Diète, tisane d'orge sucrée.
30.	30.
Faciès naturel, tête libre, langue belle, appétit, pouls normal. Le malade entre en convalescence, mais les battements épigastriques persistent encore pendant long-temps.	Léger bouillon, tisane d'orge.

HUITIEME OBSERVATION.

LAZARET DE BREST.

EPICHET (Mathias), *forçat sous le n° 20958, tempérament sanguin.*

SYMTOMES.	MEDICATION.
14 juillet 1839.	*14 juillet* 1839.
Douleurs intolérables dans les membres et aux lombes, air de stupeur, cephalalgie sus-orbitaire intense, injection légère des conjonctives, langue blanche impregnée de l'odeur caractéristique, soif vive, nausées, vomissements bilieux, douleur épigastrique augmentant par la pression, chaleur et sécheresse de la peau, abdomen brûlant et douloureux, battements épigastriques appréciables à la vue, pouls fréquent peu développé, plusieurs selles liquides.	Diète, tis. d'orge sucrée 12 ventouses scarifiées sur l'abdomen, 4 à la nuque, fomentations et lavement emolliens sinapismes aux pieds.

SYMPTOMES.	MEDICATION.
A minuit, légère moiteur à la peau, plus de vomissement, céphalalgie moins vive, même état du reste.	
15.	15.
Même faciès, langue sèche fétidité extrême de l'haleine, soif ardente, la peau est redevenue sèche, abdomen brûlant, pouls petit fréquent plusieurs selles liquides.	Diète tis. d'orge sucrée, 20 sangsues à l'épigastre, et sur le trajét du colon transverse, vésicatoires aux jambes, fomentations et lavemens émolliens.
16.	16.
Cephalalgie presque nulle, peau moite, faciès plus naturel, soif moins vive, langue un peu plus humectée, pouls naturel, selles moins liquides, persistance des battements épigastriques.	Diète. tis. d'orge sucrée continuation des lavemens et des fomentations.
17.	17.
Même état.	
18.	18.
Convalescence, les battements du tronc cœliaque persistent long-temps.	

On aurait pu dire de prime abord que ce malade était tout simplement atteint de *gastro colite*, si des battements extraordinaires du tronc cœliaque, l'odeur caractéristique de l'haleine, un air de stupeur remarquable n'étaient venus imprimer à la maladie dès son invasion les caractères que la fièvre jaune avait toujours offert à bord de la *Caravane*. Au reste la fièvre jaune se présente très souvent sous la forme de *gastro colite* et j'ai été à même de m'en assurer pendant l'épidémie.

NEUVIEME OBSERVATION.

MARTINIQUE.

M. DUVAL, *chirurgien de marine, tempérament sanguin, âgé de 23 ans.*

SYMPTOMES.	MEDICATION
2 *avril* 1839.	2 *avril* 1839.
M. Duval, chirugien-major de la gabarc la *Girafe*, convalescent de la fièvre jaune commit une imprudence qui le fit rechûter; il me fit appeler à 10 heures du soir, sur rade du Fort-Royal. Je le trouvai dans l'état suivant : cephalalgie sus-orbitaire très vive, face rouge, conjonctives injectées, langue blanche au centre, rouge sur les bords,	Diète, infusion de thé, saignée du pied de 8 onces, (elle amène la syncope) une ventouse scarifiée à la nuque, compresses froides sur la tête, lavement avec 46 grammes de sulfate de soude.

SYMPTOMES.	MEDICATION.
soif intense, nausées, chaleur et sécheresse de la peau, battements du tronc cœliaque, pouls fréquent, constipation.	
3.	*3 avril.*
Huit heures du matin. — Cephalalgie diminuée, légère moiteur à la peau, soif toujours vive, une selle par le lavement.	Infusion de mélisse édule avec addition d'ammoniaque liquide gutt. vj 3 tasses dans la matinée.
Trois heures. — La peau se sèche de nouveau, chaleur mordicante, cephalalgie plus intense, pouls plein et fréquent, (pour l'apprécier il faut presser fortement l'artère), langue blanche et sèche, soif ardente, pas de selle.	20 sangsues aux jugulaires saignée du bras de 6 onces, potion avec infusion de melisse 8 onces, camphre 8 grains, nit. de potasse 24 grains, sirop q. s. par cuillerées toutes les demi heures, à 11 h. du soir 20 sangsues aux malléoles.
4.	*4 avril.*
Cephalalgie presque nulle sueur abondante, soif modérée, pouls souple moins fréquent, plusieurs selles de	Infusion de mélisse édulcorée lavement avec trente grains de sulfate de

SYMPTOMES.	MEDICATION.
matières noires et fétides ; à 9 heures, le pouls est tout-à-fait tombé. Six heures du soir. — Peau fraîche et moite, pouls souple et régulier, selles abondantes et fétides, émission copieuse d'urine ; dès cet instant la guérison est assurée. M. Duval ne tarde pas à retourner en France.	quinine, potion avec 4 onces d'eau gommeuse édulc et 20 grains de sulfate de quinine a prendre par cuillerées d'heure en heure. Vésicatoires aux jambes.

DIXIEME OBSERVATION.

MARTINIQUE.

AZIBERT (Brig le Cygne), *matelot, tempérament sanguin.*

SYMPTOMES.	MEDICATION.
6 *avril* 1839.	6 *avril* 1839.
Cephalalgie atroce, air de stupeur, yeux brillants, langue blanche au centre, rouge sur les bords, haleine fétide, soif inextinguible, nausées, vomissements bilieux, douleur vive à l'épigastre, chaleur âcre et sécheresse de	Saignée du bras *ad deliquium*, une ventouse scarifiée à l'épigastre, tisane d'orge sucrée à petites doses. Sinapismes aux pieds.

SYMPTOMES.	MEDICATION.
la peau, pouls dur, plein et fréquent; battements cœliaques intenses, constipation. Les vomissements cessent dans la soirée.	
7.	7.
Face vultueuse, vomissements bilieux, la moiteur qui s'était manifestée après la saignée a disparu, peau brûlante, soif toujours très vive, pouls dur et fréquent, pas de selle. Le soir, même état, une selle.	Tisane d'orge sucrée par cuillerées, saignée de 15 onces, 20 sangsues à l'épigastre, applications froides sur la tête, lavement avec deux onces de sulfate de soude.
8.	8.
Mêmes symptômes, la douleur épigastrique persiste avec opiniâtreté. A 4 heures du soir, les vomissemens cessent ainsi que la douleur épigastrique, le lavement a amené plusieurs selles de matières noires et très fétides.	Tisane d'orge sucrée, continuation des applications froides 20 sangsues à l'épigastre, lavement purgatif, sinapismes aux pieds.
9.	9
Sueur abondante pendant la nuit, tête libre, pouls régulier n'offrant presque plus	Infusion de mélisse édulc chaude, potion avec camphre 8

SYMPTOMES.	MEDICATION.
de fréquence, les selles ont le même caractère.	grains, nitrate de potasse 24 grains, infusion de mélisse 8 onces, sirop q. s., lavement avec 40 grains de sulfate de quinine.
10.	10.
Etat général satisfaisant, cependant le malade éprouve dans la soirée, quelques frissons et un peu de cephalalgie, ces symptômes sont bientôt suivis de chaleur et de sueur.	Lavement avec 20 grains de sulfate de quinine.
11.	11.
Convalescence.	

ONZIEME OBSERVATION.

CALVET, *matelot de troisième classe, tempérament sanguin,* 21 *ans.*

SYMPTOMES.	MEDICATION.
14 avril 1839.	*14 avril* 1839.
Air de stupeur, cephalalgie sus-orbitaire atroce, rougeur des conjonctives, langue blanche impregnéed'une odeur fétide, pas de nausées ni de vomissements, peau	Limonade citrique, saignée du pied de 20 onces applications froides sur la tête et sur l'abdomen, sinapismes aux

SYMPTOMES.	MÉDICATION.
chaude et sèche, battements très fort du tronc cœliaque, abdomen brûlant mais indolore, pouls plein, dur et fréquent, constipation. Moiteur après la saignée, moins de cephalalgie, pouls moins fort.	pieds lavement avec 2 onces de sulfate de soude.
15.	15.
Délire pendant la nuit, sueur vers le matin, faciès moins rouge, pouls plus souple, pas de selle.	Lavement purgatif, continuation des autres moyens moins la saignée.
16.	16.
Même état, une selle.	Même médication.
17.	17.
Cephalalgie accablante, peau sèche et brûlante, soif très vive, langue sèche, les battements du tronc cœliaque qui avaient diminué sont redevenus très forts, pouls plein et fréquent. Pendant la nuit, délire, mouvements convulsifs, la peau est toujours très chaude. A 8 heures du matin, un	Infusion de mélisse, 20 sangsues à l'épigastre, applications froides sur la tête, sinapismes aux pieds. Vésicatoires aux jambes. Sulfate de quinine 30 grains en lavement, potion avec sulfate de quinine,

SYMPTOMES.	MEDICATION.
peu de moiteur, langue moins sèche, le délire a cessé, pouls moins fréquent, une selle par lavement.	20 grains à prendre par cuillerées.
18.	18.
Peau fraîche et moite, langue humide, tête libre, en un mot, amélioration générale dans l'état du malade, apparition de parotides volumineuses.	Continuation de la potion, cataplasme émolliens sur les régions parotidiennes.
19.	19.
La fièvre n'a pas reparu.	Lèger bouillon.
20.	20
Convalescence qui est longue à cause des parotides.	

Si au moyen du sulfate de quinine je n'étais parvenu à empêcher le développement d'un troisième accès celui-ci aurait été mortel et se serait immanquablement compliqué d'ictère ou de vomissement noir, peut être même de ces deux symptômes à la fois. L'observation suivante rendra plus palpable ce que j'avance.

DOUZIEME OBSERVATION.

Le nommé LAYE, *soldat au 2e régiment de marine, tempérament sanguin, entré à l'hopital le 27 avril 1839 et déclare qu'il a déja eu plusieurs accès de fièvre avant son départ de la Martinique.*

SYMPTOMES.	MEDICATION.
27 avril 1859.	*27 avril* 1839.
Air de stupeur, douleurs contusives daus les lombes, et dans les membres, haleine fétide, respiration anxieuse, cephalalgie sus-orbitaire intense, langue peu humectée blanche au centre et rouge à la pointe, nausées, chaleur sèche de la peau, battemens cœliaques très développés, pouls dur et fréquent, constipation.	Limonade citrique saignée du pied de 16 onces, 20 sangsues aux jugulaires, applications froides sur la tête, lavement purgatif, sinapisme aux pieds.
A 3 heures, moins de cephalalgie, langue peu humectée, les nausées ont cessé.	
A 11 heures du soir, cephalalgie nulle, peau moite, émission d'urine assez abon-	Lavement avec 40 grains de sulfate de quinine.

SYMPTOMES.	MEDICATION.
dante, pouls presque naturel, une selle.	
28.	28.
La peau s'est de nouveau sechée, chaleur brûlante, langue sèche et jaune, soif ardente, cephalalgie insupportable, vomissemens bilieux, douleur profonde à la région hépatique augmentant par la pression, pouls dur et fréquent.	Privation de boisson, 30 sangsues à la région hépatique fomentations émollientes sur l'abdomen, applications froides sur la tête. Lavement avec la décoction de casse.
Dans la soirée, les vomissemens se rapprochent, langue fuligineuse, mouvemens convulsifs des lèvres, révasseries.	Sinapismes aux pieds, 16 sangsues aux jugulaires, gargarisme avec l'oxycrat, etc.
29.	29.
Ictère de la conjonctive, vomissement de matières semblables à du marc de café, altération profonde de la physionomie, dilatation extrême des pupilles, suppression des urines, respiration très gênée, délire tranquille, pouls petit et concentré.	Vésicatoires aux jambes et à la nuque, frictions camphrées sur les membres, lavement avec la décoction de casse, continuation des fomentations et des applications froides.

SYMPTOMES.	MEDICATION.
30.	30.
Suffusion ictérique générale , cessation des vomissemens, hemorrhagie anale, mort, décomposition rapide.	Sinapismes aux pieds , potion avec camphre 6 grains, nitrate de potasse 20 grains, acétate d'ammoniaque un gros par cuillerée toutes les demie heures, lavement avec la décoction de quinquina.

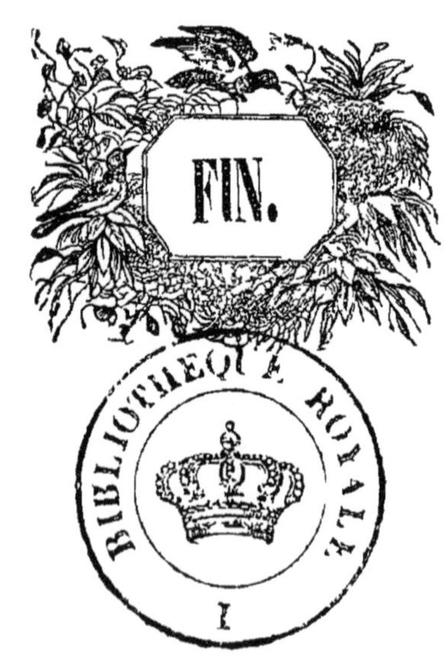

www.ingramcontent.com/pod-product-compliance
Ingram Content Group UK Ltd.
Pitfield, Milton Keynes, MK11 3LW, UK
UKHW022109190726
13855UKWH00002B/733